精神科臨床の足音

―〈私〉を〈希望〉に調律する日々―

著

杉林　稔

星　和　書　店

Seiwa Shoten Publishers

2-5 Kamitakaido 1-Chome
Suginamiku Tokyo 168-0074, Japan

The Footsteps of Clinical Psychiatry

Every Day I Will Tune Myself to Hope

by

Minoru Sugibayashi, M.D.

はじめに

本書は私の三冊目の単著であり、初の論文集である。二〇〇九年以降に各雑誌に発表した論文たちに集合をかけた。遠隔地に出向していた子供たちが帰ってきたような気分である。彼らはそれぞれの持ち場でがんばっていただろうか。どれだけの人に読んでいただいていただろうか。他の論文たちの中に埋没して寂しい思いをしていなかっただろうか。産みの親としては、時折切ない思いに駆られていた。

ありがたいことにご縁があって、子供たちが一堂に会することになった。ここ数年、私が考え書いてきたことのほとんどすべてがここにある。

エッセイ風のものから学術論文仕様のものまであり、若手の精神科医や臨床心理士との共同作業によって出来上がった論文もある。どこから読んでいただいても構わない。ひとつでも読者の日々の臨床に資するものがあれば幸いである。

私の文章にはかなり癖があるようで、「杉林節」と言われることがある。話題が予想外の方向に飛び跳ねていくことも少なくない。それらが魅力的であることを祈るばかりだが、読みづらいと思われる方もあるだろう。各論文の裏木戸に、ささやかな案内札を飾りつけてみた。馬子にも衣装、となればいいが。

どの論文にも共通していることは、臨床感覚を唯一の基盤にしていることである。臨床感覚は知識ではなく、また論理でもない。テーマが何であろうと、そのテーマの扱い方、語り方にこそ臨床感覚は顔を出す。書くことが私の臨床感覚を磨いてもくれる。

大所高所から論じることをしていないことも一貫している。どのテーマも自前の言葉と身をもっての体験と子供のように駆け巡るイメージ群から出発している。時には聞きかじりの現代思想や難解な精神病理学の断片を持ち出してもいる。悪ノリしている箇所もあるしハッタリをかましている場面もある。読者には、あまりまじめに構えず、難しいと感じる所は読み飛ばしてほしいし、笑える所は大いに笑ってほしい。これといって役に立つ情報は発信していないが、雑多な寄せ集めを素材にした手工芸品のような手触りを感じ取っていただければありがたい。

精神科臨床はますます工業製品のようなツルっとした手触りのものに変化してきているので、本書を世に出すことの意味もあるにちがいない。

もくじ

第Ⅱ部　統合失調症に調律する

第Ⅲ部　難題を調律する

第Ⅰ部　平易な言葉で調律する

〈私〉を〈希望〉へと調律する

自分探し

「自分探し」というテーマを与えられて、私はしばらく呆然とした。何も頭に浮かんでこなかった。患者さんにこういうことで悩んでいる人がいたっけ。いただろうけど、あまり印象に残っていない。

自分自身はどうか。そういえば確かに「自分探し」をしていたと言える時期はあった。その時期なら「そう僕は自分探しをしている」と、てらいなく言えたような気がする。しかし今の心境からは、そんな時期があったことが大変恥ずかしく感じられる。忌まわしいとさえ感じる。「自分探し」という言葉にはどことなく卑しい響きがある。

インターネットで検索すれば、「自分探しで自分を変えるための塾」やら、「本当の自分をみつけるための小冊子プレゼント」やら、「自分探しの旅は、お手数ですが、お電話にてお申し込みください」やらの宣伝文句ばかりが目につく。バレンタインデーやホワイトデーと同じく、どこやらの業界が消費者を掘り起こすためのキャンペーンの言葉になり下がっている。

「自分探し」はすでに旬をすぎた言葉であり、もはや賞味期限が切れて腐臭すら漂っている。このまま、死語として埋葬されるのをそっと見守っていればよいのではないだろうか。

探す

そこまで考えて、ふと気になることがあった。それは、「探す」という言葉である。私たちは、何か重要なものを探す、探し出すという行為そのものをいつの間にか忘れているのではないだろうか、という思いがよぎったのである。

例えば、一昔前、文献を探すことは非常に大変な作業だった。

精神病理学だと、古い文献が重要であったりする。図書館に行ってもなかなか手に入らず、古本屋を回ったりして、ひとつの文献を求めるのに何日も費やすこともあった。

まず、何が必要な文献なのかを探しだすことが一苦労。次にはその文献を手に入れるためにその所在を求めて探す。ここには二つの「探す」がある。「文献」を「恋人」や「配偶者」、

「仕事」、「仲間」に入れかえてみてもよいだろう。二つの「探す」が、ある運命的な出会いによって同時に成就するということもあろう。出会いによって、自分が「探していたこと」と「探していたもの」とを同時に知ることもある。

探すことは出会いにつながる。何かを探し出したとき、そこに出会いがある。

待ち合わせ場所でその人を探すとき、その人以外には用はない。その人と出会えなければ意味がない。別の人でもいいや、というわけにはいかない。待ち合わせ場所で、大勢の人の中からその人を「選ぶ」ことはできない。同じく、絶対に必要な文献は「選ぶ」ことはできない。唯一無二のものをどこまでも追い求め、探し出すしかない。

「探す」はほかにかけがえのないものが対象であり、「選ぶ」はあまねく代用品（かけがえのあるもの）の中から選択するという行為である。

自分探しブーム

橋本治は内田樹との対談で、服を着ることは自分を消すことであり、ファッションモデルは自分をきれいに消している、自分を消しつつも自分があるという矛盾した状態を持っている、そうでないとあのような透明感は出ないと言っている(1)。橋本自身、二十代前半は何を着て外に出るかに命をかけていて、主張する自分がないからお洒落することでしか主張できず、お洒落が自己目的と化していたと語る。

橋本は一九四八年生まれなので彼の二十代前半とは一九六八年から一九七三年の頃である。この学園紛争真っ盛りの時代に、主張する自分がなかったと素直に認める橋本も大胆だが、ファッションも命がけであったというあたり、自分の命をかけたファッションを「探す」という切実さがあったと思われる。

時代は下って一九八七年、上野千鶴子は次のように書いた(2)。

「ブティックで店員が寄って来て『何をお探しですか?』と問いかける。私は、この問いが、いちばん苦手だ。何故って、この問いに対する答が、私にはないからだ。欲しいものは、見た時にしかわからない。」

上野は、〈私〉探しゲームも服装選びに似てアイデンティティの綱渡りにすぎない、とする。

「確たる〈私〉なんか、あるわけがない。」

すでに、「探す」は「選ぶ」に読み替えられ、〈私〉の不在が宣言されている。

しかし皮肉なことに、ちょうどこの八十年代の終わり頃から、人々のポストモダン思想への関心が薄れたと香山リカは指摘する。(3) 世の中は、新しくてむずかしい知にそっぽを向いて、わかりやすい「こころの問題」への関心を高めていった。それが九十年代であるという。「確たる〈私〉なんか、あるわけがない」と主張するポストモダンの思想家たちを尻目に、人々は逆に「こころ」や「私」というものが「どこかに確固たるものとして、ひとつだけあるもの」と考えてそれを「探す」ことに熱中しはじめ、〈自分探しブーム〉が幕を開けた。香山はそこに、誇大化した自己愛を読み取っている。

香山がそれを書いたのが一九九九年。それからまた十年が過ぎた。ブームはとうに終息している。そのようなブームがあったことすら、私は忘却してしまっていた。われながらあきれるほどに。

代替え可能な「自分」

「確たる〈私〉なんか、あるわけがない」。唯一無二の自分などない。その自覚から生まれるものは、代替え可能な自分を受容し、そのような自分とほどよくつきあっていくというスタイルである。ブームが過ぎ、私たちは再び上野千鶴子が書いた場所に引き戻されている。

代替え可能な「自分」とは、実はかなり「他人」である。自分ではないものの中から、調べて、選んでそれをかりそめの「自分」とする。かりそめであったはずのものがいつの間にか「本当の自分」に見えて来たりする。もしや、と思ってしがみついたらやっぱりどこか違っていたりする。アイデンティティの綱渡りが続く。それはそれで軽やかで素敵な所作である。

調べる

リストカットや大量服薬を繰り返す患者に「自分を大切にね」と伝えることがある。十年くらい前までは、反発されながらもどこかで彼らのこころに響いていた感触があった。しかし最近はこの言葉が妙に空しく響いてしまう。彼らはもはや反発もしない。ただきょとんとした顔をするだけだ。かつての境界性人格障害患者は、常に何かを探し求めていたように思われる。「本当の自分」を探し求め、「本当の医者」を探し求めていた。初対面でいきなり、「お前は本当の医者か」という問いかけがなされることも多かった。少しでも「本当じゃない」と思うと彼らはさっさと医者を変えた。そこには彼らの「本物」を探し求める苦悩があった。

「探す」には苦悩がつきまとうが「調べる」にはさほど苦悩はない。すでにあるもののなかで調べるので、範囲が限定されているし、今やどのようなことでもインターネットで検索すればかなりの確率で適切で十分な情報を得ることができる。最近の患者は病院受診の前にインターネットで下調べしていることが多い。いくつかの病院や医者を候補に挙げて、一つ一つお試し受診をしてみる。医療の消費者としては賢い行動のように映るが、そこには「探す」苦悩は見られない。

調子づく

「調べる」は「調ぶ」という古語に由来する。『広辞苑』を調べると次のような意味が並んでいる。

一　音律を合わせととのえる。
二　音楽を奏する、弾じる、ひく。
三　言葉に調子をつける、図に乗って話す。
四　かれこれ照らし合わせて考える。
五　点検する、調査する、研究する。
六　尋問する、糾明する。

項目全体を眺めていると、いろいろと面白い感覚が湧いてくる。何かを調べることは、その何かを対象化して比較検討するだけではなく、主体が対象と一体となって音楽を奏でるように、調子づいてくることであったりする。なかなか楽しい感覚である。インターネット社会は、調べることを楽しむ文化を醸成しているのかもしれない。

書類

以前からあることだが、私は時々患者から怒られる。以前多かったのは、「この（かけがえのない）私の治療をどうしてくれるのか」と言って怒られるというパターン。最近はそういうことはほとんどなくなった。かわりに、「この書類をなぜ書かないのか」と言って怒られることが増えた。書類とは、会社を休むための診断書、休んでいる間の傷病手当の診断書、通院公費負担制度の診断書、障害年金の診断書、などなどである。経済不況のさなか患者にとっては切実な問題であるが、こちらにとっても正当な根拠がないと書けない書類である。そもそも彼らが受診して来た理由の一番が書類を書いてもらうことである場合が多く、彼らはなかなか引き下がらない。どうすれば経済的に助かるか、について事前に周到に調べていて、役所の窓口で「病院に行って書いてもらったらいいですよ」と言われて来ているので、書いてくれるものと思い込んでいる。役所の窓口と精神科の診察室が同じようなものとして認識されてしまっている。治療の言葉を口にしようとしても「で、いつまでに書いていただけるんですか?」と話の腰を折られてしまう。

とはいえ医者も医者である。製薬会社の巧妙なたくらみにうかうかと乗ってしまう。似たり寄ったりの新薬の使い分けに懸命になる。新薬一つ一つの使用法と効用に一家言持つことにプライドを注ぐ。エージェントたちは催眠術師のように彼らのプライドをくすぐり、製薬業界全体の発展に医師が寄与するように誘導を続ける。せちがらい世の中である。

自分潰し

ロックバンドのライブに行けば、ヘッドバッティングなるものが横行している。ステージの上から「さあ頭を振って嫌なことみんな忘れろ!」と煽動され、それに呼応するかのように、密集した群衆のそこかしこで参加者が頭を激しく振り始める。頭突きの素振りのようなものだ。ほとんどが若い女性である。私の隣の若者もそれを始めた。激しく、思い切りよく頭を振っているが、決して人にはぶつからない。髪がばさっと私の顔にかかることはあってもその若者の身体が私にぶつかってくることはない。頭を振り回しながらも周囲の人間との紙一重の距離感を保っている。私もまねをしてみたが、めまいがして倒れそうになった。嫌なことだけではなく、ありとあらゆることを忘却してしまいそうな危機感を覚えて、すぐに自重した。四十代後半のオヤジの行動としてはバカという以外ないが、こんなバカをしてみるのも楽しいことである。若者たちと共に頭を強く振ってみることで感じた何かも〈自分〉のひとつである。彼らに〈自分探し〉というようなまどろっこしいものは微塵もない。他人に触れないように配慮しながら思い切り敵を叩きのめす、また自分も叩きのめされる、そのようなアクロバットに興じているのである。それは「アイデンティティの綱渡り」以上に過激なものである。この〈自分潰し〉とでも言いたくなるような行為にふける彼女達の姿に私はなぜかしら感動を覚えた。

靴のかかと

大人になってしまうと、自分なんてつまらないものである。こんなもの探すまでもなく、嫌になるほどわが身につきまとっている。つまらない自分には磨きをかけるしかない。錆ついた関節に油をさす。でくのぼうのようになっている自分、裸で寒々しい自分をいとおしみつつ、そのような自分を休ませず、鍛錬するしかない。苦みを伴いながらも諧謔の方へと歩むしかない。頭を振り回すことはできないが、靴のかかとを踏みつぶすように、自分を潰しながら歩いていきたい。笑えるくらいに自分を鍛錬することで〈私〉が調律されていく。いい音色のする〈私〉と出会えるかもしれない。

精神の危機

精神科医になりたいという欲望が芽吹いたのは高校二年生の頃で、一九七八年だった。この年東大出版会の『分裂病の精神病理』は湯浅修一編集の第七巻が刊行されている。当時の私にはこのシリーズの存在など知る由もなかったが、時代の空気は感じ取っていたのだろう。日本の精神病理学の絶頂期であった。

八十年代に大学生活を送った私は、文学や演劇の世界をさまよった。さまよいすぎて私自身に精神病理現象が出現することもあった。難解な文学や哲学、前衛的な演劇などに傾倒した。今から思えば明らかに自分を見失っていた。そして切実に何かを「探し」ていた。何か決定的なものとの出会いを求めていた。ニューサイエンス・ヨガ・チベット密教などにも興味を持ち、カルト教団の門を叩く一歩前まで来ていた。精神科医になるにはいろんな世界を知らなければならないと思い込み、何が役に立つのかどうかもわからないままさまよい続けたと思う。私は〈精神の危機〉にあった。

ほどなく、私は多くの人の助けによって〈危機〉から脱出することができた。中でも中井久夫の著作と出会ったことは私にとって天の導きであった。確かに私は決定的なものと出会った。しかしそれは想像していたような熱狂的な世界ではなかった。それは夜空にきらめく星座のように、私に理性を与え、安心を与え、希望を与え、針路を静かに示してくれるものであった。私は中井が主宰していた神戸大学医学部精神科への入局を許可され、そこで精神科医としての研修を開始することができた。

精神病理学

私は学生時代から精神病理学や精神療法に関心を持ち、機会があるごとにそれらを学んできた。しかし今や精神病理学は衰勢である。精神病理学もまた一つのブームであったと認知されはじめている。腐臭すら感じられればじめてしまっているのではないだろうか。精神病理学もまた、精神医学による〈自分探し〉であったと言うことができるだろう。しかし今や精神科医は、精神医学とは何かを問うことをしなくなった。何かの役に立つ精神医学を、時代の要請に応じて選択してゆけばよい。時代が求める書類に記入してゆく努力を続ければよい。

本当の精神医学なんて、あるわけない――。ではちょっと困る。

本当に精神医学は大人になったのだろうか。かつての〈自分探し〉を青年期の誇大的自己愛として笑えるだろうか。

希望

最近複数の若手の医師に将来の夢や希望を聞いてみたら、「先生、希望なんて持っちゃだめですよ」という答えが返ってきた。彼らによると、〈希望〉を持てるほど現実は甘くないという。私より十五、六才若い連中にそんなことを言われるとは皮肉なものだが、実際、〈希望〉を持たないという人々が増えているようだ。東京大学社会科学研究所から、希望学という社会科学が提起されているのもそのような危機感に動かされてのことである。その研究の一環として玄田有史は二〇〇六年一月に大規模な全国郵送調査を行い、二〇一〇名から得られた回答を分析し、三つの新たな事実が判明したとする[4]。

現代日本人の大多数は、希望について次のように考えている。

一　「希望の多くは失望に変わる。だが希望の修正を重ねることでやりがいに出会えるようになる」

二　「挫折は乗り越えられないこともある。だが乗り越えた先にこそ希望が待っている」
三　「ときに無駄な努力も厭わないという姿勢が、実現見通しのある希望につながってゆく」

玄田はこれら三つの事実を踏まえ、「過去の挫折体験を豊かな言葉で省みることができ、無駄を無駄と思わない柔軟性を持った思考特性や行動特性を持った物語的個人ほど、希望を形成する力を持つ」とする。

〈自分〉や〈私〉などどうでもいいが、希望を持てるかどうかは精神科臨床にとっては非常に重要なポイントであり、上記の分析は大変参考になる。

精神医学が効率主義に走り、時代が求める書類を作成することのみに専心すれば、精神科医から希望が失われるように思う。精神科医はどのような困難な状況であっても〈希望〉を語ることができる人間であってほしい。

〈私〉の調律

過去の挫折体験を豊かな言葉で省みることと、無駄を無駄と思わないこと。この二つのことは、効率主義のはびこる現代の日本で知らず知らずに忘れられかけていることではないだろうか。〈自分探し〉も精神病理学も、その真価を問われるのは、それぞれの挫折体験を豊かな言葉で省みることと、それらを無駄なこととしてゴミのようにポイ捨てせずに、エコロジー的再生の道を探ることが大切なのかもしれない。そのように考えてみることが、精神科医としての〈私〉の調律であり、鍛錬である。

(1) 橋本治、内田樹『橋本治と内田樹』筑摩書房、二〇〇八年
(2) 上野千鶴子『〈私〉探しゲーム——欲望私民社会論』筑摩書房、一九八七年（一九九二年にちくま学芸文庫）
(3) 香山リカ『〈じぶん〉を愛するということ　私探しと自己愛』講談社現代新書、一九九九年
(4) 玄田有史「データが語る日本の希望　可能性、関係性、物語性」（東大社研編『希望学1　希望を語る　社会科学の新たな地平へ』東京大学出版会、二〇〇九年所収）

●「〈私〉を〈希望〉へと調律する」について

「自分探し」という与えられたテーマからいろいろと連想して書きました。かつては私自身がさんざん「自分探し」をしていたくせに、それを忘れて「自分探し」という言葉に少し嫌悪感を感じるようになっていました。

そのことを反省しているうちに、「探す」と「調べる」の違いが気になって、そこから面白い考察が生まれました。それで気をよくしたのか、私の個人史も一部公開しています。最後は、希望を持つことについてのお説教になってしまいましたが、タイトルにした「私を希望に調律する」という言葉は気に入っていいます。希望というのは、持ったり捨てたりするものではなくて、日々それに向かって自分を楽器のように調律していくものなんだ、という感覚です。年々体力が低下する年頃になったからこその感覚でもあります。

中年の面接——総合病院の雑踏から

雑踏と路地

総合病院の外来には多くの人が足を運ぶ。いくつもの診療科があり、受付の前では多くの人が診察を待っている。検査のために廊下を行ったり来たりする人もある。老若男女の往来が絶えず、駅や空港のターミナルのようなにぎわいとなる。ゆっくり本を読んでいる人、誰かと話し込んでいる人、そわそわとしている人、熱心に掲示板を見ている人、赤ちゃんにミルクをあげている人、車椅子でぐったりしている人、走り回る子供を叱っている人。混み合っている総合病院の外来は雑踏さながらである。

雑踏の中心にいるのは決まって中年の人々である。高齢者だけの集団があったとしても、そこには雑踏と呼べるような「雑然とした感じ」は出てこない。子供たちだけの集団でも、騒然とした具合にはなるだろうが、その見境のない喧噪は雑踏と呼べるほどのまとまりを持ち合わせてはいない。

雑踏に居合わせている人々の多くはそれなりの目的を持っている。目的を果たすための手段として彼らはたまたまそこに居合わせている。そして何かが解消することを待っている。何かが解消すればすみやかに次の場所に移動して、次の行動を起こさなければならない。つまり彼らは何かに追われていて忙しい人々である。雑踏にはそういう人々が多数、同じ場所に居合わせていることからくる独特の雰囲気がある。いくつもの方向性を持ったエネルギーが充満し、ひしめきあっているような雑然とした熱気。それはまだ社会に参入していないただ奔放なだけの子供たちのエネルギーでもなく、社会全体のテンポから取り残されがちな高齢者たちによるスローバラードのようなざわめきでもない。中年の人々こそが、雑踏に特有の雑然とした熱気を作り出す。あるいはまた、雑踏が持つ特有の雰囲気は、中年の人々の雰囲気そのものであるとも言えそうである。雑踏のような総合病院で診療していて、そんなことをふと想う。

私が敬愛する大先輩のI医師は、ご自身の診療所の待合を、路地のようであってほしい、と願っておられた。確かに、その診療所の待合は、診察を受けるために待っている場所というよりも、仲間と会って一日中冗談を言い合う場所になっていた。診察を受けるわけでもない人、正体のよくわからない人まで入りこんできて、いかがわしくも底抜けに気楽な、確かに路地のような不思議な空間がそこに開花していた。総合病院の雑踏を想うとき、私はいつもこの診療所の路地と化した待合をなつかしく思い出す。

中年と面接

さて、面接という社会的行為は中年のためにある、とまずは言っておこう。

中年の人々は面接という行為に慣れ親しんでいる。それもそのはず、中年は社会を担う中核の年齢層であり、面接は社会活動を構築するための基本的なツールであるから、中年の人々はたくさんの面接をすでにこなしていて、それなりの熟練者になっている。個々の面接の目的をよく理解し、それに応じた会話をし、用件をしっかり伝え、あるいは承り、頃合いを見て話を切り上げる、それらの一挙手一投足がぴったりと決まっている。

他の年代の人々ではこうはいかない。面接はあらたまった社交術でありそれなりの作法を要求されるものであるから、子供にそれを要求することはできない。また高齢者は、形式張ったり事細かな面接のルールを遂行したりすること自体に倦んでいる人が多く、どうしても面接の構造が崩れやすい。複雑な駆け引きなどどうでもよくなり、面接の緊張感が失われていく。思春期の連中はそもそも面接という構造の中に足を踏み入れようとしない。社会的ルールに縛られることからの忌避である場合もあるが、縛られ方そのものがわからないように見える場合も最近は増えている。青年期の諸君は面接の若葉マークである。たどたどしくも初々しく面接につきあってくれる。面接のルールに従ってゲームを作ることができる。まだテクニックが身についていないので心もとないが、それでも時に思わぬ快挙を成し遂げることもある。

中年は面接が得意でありエキスパートである。彼らは面接の何たるかを知っている。面接を見くびったり面倒がったりせず、面接に心をしっかりと置こうとする。面接はしょせん社交の一つに過ぎないが、その社交の重要さを肌身で感じているがゆえに、本気で面接に取り組むのが中年なのである。

バックヤード

ちょっと角度をかえて見てみよう。最近の水族館には、その裏側（バックヤード）を見せてくれるツアーがある。水族館を正規のルートで歩くと、暗い通路の両側にライトアップされた美しい水槽があり、その中で色とりどりの魚たちが優雅に遊泳している。通路はエアコンが効いていて、静かにＢＧＭが流れている。入館者はしばし現実から離れて、水中を遊泳しているような気分に浸り、夢のような時間が流れる。

しかし一歩バックヤードに足を踏み入れたとたんに状況は一変する。片隅のドアをくぐると、白々としたまぶしい光と、コンクリートの地肌を丸出しにした殺風景な光景と、グワーングワーンと大きく響くモーター音と、魚臭い空気に包まれる。そこかしこに大小の水槽があるが、それらは上からのぞけるだけである。上からでは魚の背中くらいしか見えない。それすらさざ波立つ水面が邪魔をする。餌を放り入れると、とたんにバシャバシャとしぶきをあげて魚たちが群がり、餌を奪いあう。そこにあるのは夢のようにゆったりとした時間ではなく、生物としての魚たちが本能のままに生きるという、身も蓋もない荒涼とした時間である。

水槽の中の世界そのものが変化しているわけではない。水族館の正規ルートからガラス越しに見るのと、バックヤードに出て上から水面越しに見るのとで、全く見え方が異なることが体験できる点に、このツアーの面白みがある。

さて面接の話に戻ろう。先にも触れたが、面接という行為はかなり形式張った社交であり、さまざまな作法やルールのある、人工的に相当作り込まれた代物である。それは水族館という構造物が、魚たちの美しい姿を鑑賞するために精巧に造形されていることと同じである。そして面接は、複数の人間がガラス越しで話し合う行為である。面接の参加者は各々、水槽の外からガラス越しに水槽の中の相手を眺めているのである。

ガラスとしての〈面〉

はて面接というのはそんなに距離感のある、直接的な交流のないものかい？　と考える向きもあろう。しかしこの距離感こそが重要な要素である。

水族館の例で示したように、薄暗い通路からガラス越しにライトアップされた水槽の中を見るからこそ、魚たちの顔や姿、泳ぎ方の特徴、鱗の一枚一枚までを、生きたままの姿で手に取るようにして観察することができる。人工的な細工を十分に施しているからこそ、相手の様子が拡大鏡で見るように鮮明な像として浮かび上がる。距離を作ることで距離が縮まり、間接的な交流に限定することで日常ではありえないような接近が可能になる。

このように大変重要な役割を果たしている水槽のガラスは、面接における〈面〉であると言い換えることができる。面接が面接である限り、複数の人間がそれぞれの〈面〉を作り上げ、その〈面〉を通して相手と接続する。それぞれの〈面〉は社交用に作り出された仮面

〈ペルソナ〉である。仮面をかぶって本当の自分が隠されていることに安心するせいか、面接の時の人の言動はどことなく演技的で、際立った印象を与えるものとなる。その〈面〉を介してさまざまな駆け引きが行われもする。しかし作られたものの中にこそ真実がある。本当の自分は〈面〉を介してあらわになる。思わぬ深淵が〈面〉を通して垣間みられることもある。

面接の場以外のところで面接相手の姿を見かけることがある。あるいはその人についての意外な噂話が耳に届くこともある。面接の時のその人の印象とずいぶん違うので驚く、ということもあるかもしれない。それは水族館のバックヤードをのぞいた時の心持ちと同じである。面接場面でその人が生き生きと闊達に振る舞っていればいるほど、バックヤードをのぞいた時のショックは大きい。

このような面接の特徴はそのまま中年の特徴である。子供には〈幼さ〉という動かしがたい特性がある。子供と面接しようとするとき、この〈幼さ〉が立ちはだかって、〈面〉が十分に成立しない。子供の持つ特権的な〈幼さ〉を前にしては、大人は常に庇護者たらざるを得ない。青年には〈若さ〉がある。〈若さ〉もまた面接においては特権的な地位が与えられる。〈面〉は成立してもぐらぐらしている。面接を進めるにもいろいろと不具合が生じやすい。大人は〈若さ〉を前にしてため息をつくしかない。高齢者には〈老い〉がその特権となる。〈老い〉は〈面〉を維持する力を弱めてしまう。〈面〉にひびが入り、バックヤードが透けてみえてしまう。それが許されるのが〈老い〉の特権である。

考えてみれば、このような特権を一切持たないのが中年である。中年は他の何ものにも頼れない。反則わざが使えない。ただひたすら正攻法の面接を追求するしかない中年にとって、面接は慣れ親しんだ技術であるとともに自らの生の本質そのものにかかわるものでもある。

崩壊する恐怖

耳をすませてみよう。遠雷が聞こえないだろうか。

突然の驟雨が降ることもあるだろう。度が過ぎると土砂崩れになることもある。

豪雨や暴風に見舞われ、大規模な被害を受けた地域の光景をニュースなどで見聞きするにつけ、暗澹たる思いにかられる人も多いだろう。人の人生もこんなものかもしれない、営々と築き上げた世界が理不尽な力によって一瞬にして崩れ去り、人生のバックヤードに直面して人は呆然と立ち尽くすしかないという宿命なのか、という嘆息が聞こえてくる。崩れた家、水没した家を復旧するのにどれほどの労力を要するか、その途方もなさをありありと想像できてしまうのが中年であろう。

　面接の技術もまた、中年において営々と築き上げられるものである。さまざまな〈形〉や〈型〉を習得して幅を広げることに専念する。あくまでも人工的なものであり、他の年代の人間にはあまり通用しない技術ではあるが、それでも中年がこの技術を大切にするのは、〈面接〉という形をいったん崩してしまうと、その復旧作業に途方もない労力を要することを知っているからである。

　〈面接〉は堅苦しく窮屈なものなので、その構造を崩したいという欲求は再々と訪れる。実際、同じ相手と何度も面接を繰り返していると、はじめは襟を正していても徐々に緊張が緩和され、なれあった雰囲気が出てくる。しかし多くの場合それもまた〈面接〉の一場面である。〈面接〉であることを意識しないことが増えても、特に中年の場合、〈面接〉という舞台の構図はそうやすやすとは壊れない。水族館の魚たちの姿に見とれて夢中になっているとしても水槽のガラスは透明な隔壁として厳然とそこにあり続ける。誰もがその存在を忘却していたとしても、である。

　しかし時に、そのガラスを取り払いたいという暗い願望が頭をもたげる。そう簡単に取り払えるものではないが、何らかのアクシデントが重なり、扉が開いてしまうことがある。すると、どこまで流されるかわからない濁流がその人を飲み込むだろう。気の遠くなるような復旧作業が残される。中年は、そんなことには巻き込まれたくないと強く願っていると同時に、いつか自分がそうなるのではないかという恐怖とほのかな願望を胸の底に沈めている。

見得を切る

嘘、いつわりは面接にとって避けて通ることのできない必須アイテムである。子供の嘘はすぐにばれる。〈面〉の出来が不十分だからだろう。老年期も、嘘もつくしいつわりもするが、そのそばからいつわりきれないものが露呈する。そもそも老年期はいつわりきれない日々の繰り返しである。出会うものの多くが、どこからともなく現れてくる。それらと交渉しながら、老年期はどこへともなく歩む。嘘をつくにしても、なにをどのようにすれば嘘をついたことになるのか、判然としなくなる。そこに気品も生まれる。

しかし中年はそうはいかない。現れるものすべての由来が見えている。さまざまな関係性の交錯具合が頭に入っている。それらをきちんと頭に入れて〈面〉を作り上げ、嘘も方便、嘘と本当を料理人の包丁さばきのように使い分ける。その手練手管は見事なものだ。老年期が能楽のように枯れた気品の世界だとすると、中年は歌舞伎のように、派手な見せ場が多く、見得を切る姿もさまになる。

　また面接は体験の一つである。青年期は初めての経験に胸躍る。もやの中を突っ切る勇気がある。経験はあとからついてくる。老年期は膨大な経験の集積そのものに倦む。経験に先を越されてしまう。中年は、それが初めての体験であったとしても、いつかどこかでの体験として取り込む。経験とともに歩む。

紙吹雪

　自転車が走るためにはタイヤと地面とがしっかり接面していて、タイヤの回転によって次々と新たな接面が生まれることが必要である。私たちの臨床も、患者やスタッフたちとのさまざまな面接を次々と重ねていくことでしか臨床の営みを進めていくことはできない。一人の患者との面接の積み重ねは一つの縦糸であるが、その日こなした何十人という患者と数人の同僚との面接の数々も横糸として張り巡らされている。一つひとつの面接が一切れの紙片だとすれば、私たちの臨床は無数の紙片が舞い散る紙吹雪に似ている。

　総合病院精神科で働く私にとって、中年の患者との面接は、互いに面接のルールに従って、正々堂々とわたり合うべきものである。はじめの数回は緊張感のあるものとなる。互いの力量や懐の広さや深さ、背負っているものの重みなどを量りあうことになる。その数回で基本的な関係性ができる。そのうちに、ここまでは言える、これ以上は言ってはいけない、というう暗黙のラインも引かれることとなる。双方の力量にアンバランスがあれば、ハンディなども暗黙のうちに設定される。これらのセッティングが完了すると面接はスムーズに流れてゆく。

さまざまな人生の断面が拡大鏡を覗くように鮮明に映し出されることも多い。うつ病、身体表現性障害、適応障害、自律神経失調症などの病名をめぐってのやりとり、内服する薬物とその副作用をめぐってのあてどなく続けられる堂々巡りのやりとりなどもおなじみの光景である。面接を重ねることで、数回ではわからなかった側面が見えてくることもある。「あれ、こんな人だったか?」とイメージの修正を迫られることも多い。一枚一枚の紙片をいくら見ていても紙吹雪は見えない。多数の面接の集積から生まれる総合的なイメージが像を結んでくる。一つひとつの面接の内容は忘却してもこの総合的イメージを忘却することはない。

この総合的イメージが生まれる頃には、面接の重要性は格段に落ちていく。面接は面会へと様変わりしてゆく。面接も面会も英語にすれば interview だが、面会は meeting とも訳せる。面接から面会への変化は、インタビューからミーティングへの変化である、と言い換えるとわかりやすいかもしれない。日本語の語感としても、インタビューはややあらたまったもの、やや一方的なものというニュアンスがあり、ミーティングは打ち解けたもので相互的なものという感覚がある。

受診を重ねるうちに、話すこともあまりなくなり、お決まりの会話を漠然と繰り返しているだけとなることも多い。老年期の患者の場合、「先生の顔を見るだけでほっとします」とおっしゃることもある。どことなく、近所のお寺にお参りに来ているというような風情である。〈面接〉が〈面会〉を通り越していつのまにか〈お参り〉になっている、というパターンである。老年期ならではの妙味である。中年患者で似たような感じになっている人もいるが、実際は決してそうではないことに気づかされることが多い。

何かの話の拍子に、「もう五年も通っているけどいつ治るんでしょう」というような質問が出てきてドキリとする。ドキリとしている私を見て患者もエエッ？〈考えてくれてなかったの？〉となる。中年患者は〈お参り〉という心境にはなかなかなれない。治療が年余にわたって長引いて、面接でも特段新しい話が出ず、薬も何年も同じ処方のままであっても、とにかく通ってさえいればいつかは完治するのではないか、いつかは病院に来なくてよい日が来るのではないかという期待を中年は持ち続けている。単なる〈お参り〉ではなく、〈願掛け〉が付加されているのである。

中年患者との面接は、その回数を重ねるにつれて、面接というあらたまった雰囲気が崩れ、気楽な会合のような形になって、それが数年にわたって続くこともあるが、だからといって〈面接〉という構図、〈面接〉を求める心持ちそのものが崩れ去っているわけではないのである。

逸脱をささえる

今夏、炎天下の大阪で想田和弘監督のドキュメンタリー映画『精神』（二〇〇九年公開）を観た。精神科臨床の風景を生け捕りにした貴重な記録だと思う。顔面モザイクを一切つけずに、精神障害を持つ人々の姿、語り、呻き、涙、笑いなどを息詰まるくらいに濃密に、生々しく映し出している。

中でも、Y医師による面接場面は強烈な印象を私に与えた。Y医師は撮影当時すでに七十歳というご高齢であったが、診療所での診療を続けている。その診察場面が、映画に幾度か登場する。カメラは患者の姿とともにY氏の姿もつぶさに余さず伝えようとする。氏の風貌は、一見冴えないおじいさんである。表情は茫漠としていてつかみどころがない。

ところが面接が始まったとたん、氏の存在感が際立ってくる。氏は患者の話にただ「ふん」「ああ」と返しているだけなのだが、その音調からさまざまな意味が読み取れる。そのままではどこに転んでいくかわからない危うさを持った患者の語りが、氏の存在によって確かな彩りが与えられ魂のドラマとしての形式を得る。氏の持つ雰囲気にはどことなく常軌を逸した気配があり、患者たちから崇拝されカリスマ的存在になっているように映画からはうかがわれる。

氏の面接は一見、カリスマ的な存在である氏に患者たちが〈お参り〉に来ている風景に見えるかもしれない。しかし登場する患者たちはほとんどすべて中年であり、注意して見れば、その診療所で行われているY医師の診察はその本質的な意味で〈面接〉であることがわかる。氏の仏頂面は、ただの無関心のあらわれではなく、長年の精神科医としての経験によって培われた氏の面接技法の熟練の産物であり、豊穣な意味を内包した能面の静謐さである。

このように磨きあげられた〈面〉をドンと前に置かれれば、誰しもが自らの真実の言葉を紡ぎださずにはおれないだろう。すでに老境の域に達しながらもこのような本格派の面接技法を維持されているY医師に敬意を表したい。中年の患者に対して、そのたたずまいがどれほど乱れていようとも、きっちりとした〈面接〉を処方することの重要性をあらためて学ばせていただいた。

本稿の冒頭に紹介したI医師もまた、通常の常識の枠を超えたところでの患者との交流を旨としていたからこそ、診療所の待合を路地にしたい、という考えに至っておられるのだと思う。私はI医師の診療は直接見聞きしている。Y医師とはタイプは異なるが、独特の風貌を持ち、不思議な魅力があり、患者からカリスマ的存在とみなされているという点では共通している。そしてI医師もまた、〈面接〉の基本を忠実に守っておられたことを、この映画を観て思い出した。

二つの診療所に登場する患者も医師も相当に逸脱的だが、驚くほどシンプルな〈面接〉の構図によって、彼らの逸脱がしっかりと支えているのであった。

筆者もまた、中年精神科医として、雑踏のように交錯し、花吹雪のように降り注ぐ〈面接〉の王道を、諸先輩の背中を仰ぎながら、どこまでも歩んでいきたいと考えている。

●「中年の面接——総合病院の雑踏から」について

雑誌の「臨床における面接」という特集テーマで私に割り振られたのが「中年の面接」でした。前の論文は「子供の面接」で、後ろの論文は「高齢者の面接」。どちらも相当に特徴があります。けれど「中年の面接」ってなんの特徴もありません。もはや普通の面接論を語るほかないのでしょうか。いやそれではあまりにつまらない。どうしたものかと思案して、そうだ、中年は面接のプロだ、と思い至って一気に書き上げました。執筆当時に行った水族館のバックヤード体験や、場末の映画館で観た映画の感想など、私のひと夏の体験を投入しつつ、おそらく誰も書いたことがない面接論が書けたとひそかに胸を張っています。

ここに登場していただいたI先生は知る人ぞ知る、生村吾郎先生です。雑誌掲載の翌年に惜しくもご逝去されました。先生の笑顔が忘れられません。

看護のための性格論
――病名「以前」の手がかりを、もっと豊かに

臨床の視点を豊かにする「性格論」とは

冬の夜空を見上げると、星々の輝きがある。星々は線で結ばれて星座になる。あれがオリオン座、あれがカシオペア座。教えられて初めて見えた図形や絵柄は、一度知ってしまうと私たちの頭の中に固定される。夜空を見上げるたびに、一つひとつの星を見るより先に、見慣れた星座図形が目に飛び込んでくる。

人の性格というものもそれに似ている。初めは手探りである。その人の発言や振るまいを一つひとつ見定めているうちに、それらをつなぐ線が見えてくる。線は次第に図形となって、その人特有の言動のパターン、つまりは性格として周囲に認知されるようになる。一度認知された性格は、周囲の人々の心の中で固定化されて生き続ける。性格を把握することはその

人とつき合ったり交渉したりするうえで役に立つが、ときにはそれが固定観念となって、その人を見る目を曇らせてしまうこともある。

精神科的性格論のリニューアル

時代の変化とともに精神医学は大きく変化している。飛躍的に発展している部分は多い。けれどもその影で、大切なことなのに忘れ去られてしまうことも少なくない。新しい疾患概念が次々と提唱されるとともに、すべての精神疾患の診断基準が整備され、それぞれの疾患に対してどの治療法が客観的に有効であるかについての証明が示され、治療のためのアルゴリズムやガイドラインが提示されている。

そのこと自体は喜ばしいことだが、それらは一つの範例にすぎない。臨床は多種多様であるので範例があるのはありがたいが、範例がいつしか規範となってしまうと、それ以外のものの正当性が軽視され始める。人と人とのつながりによって紡いでいくような治療や看護は片隅に追いやられる。そのことに危機感を抱いている人は多いだろう。

ある精神科訪問看護師は次のように語った。

「初めて訪問するとき、できるだけ先入観を持たないようにしているんです。事前情報をあえて見ない。患者さんとの今を大切にしたいからね。情報を見ると、すぐに問題点とか対策とかが出てきてしまって、いつの間にか患者さんを『上から目線』で見てしまう、看護という職業はついついそうなってしまうから」

人と人とのつながりや「患者さんとの今」を大切にするための方法の一つとしてここで提案したいのが、精神科的性格論のリニューアルである。かつては盛んに論じられたことのあるテーマだが今や博物館入りしている。古いものだが、ホコリを払って手直しすればまだまだ使えるし、思い切って大改造すれば、『ビフォーアフター』のような劇的なリフォームもできるかもしれない。私は「匠」ではないが、思い切ってチャレンジしてみよう。

「病前性格」ってなんだろう

精神科臨床において、性格はどのように扱われ、活用されているだろうか。教科書によく出てくるのが、病前性格という言葉だ。有名なものに、クレッチマーの三分類がある（表）。

表　クレッチマーの三大類型（著者による加筆変更あり）

気質	性格	体型
分裂気質	融通が利かない。 偏屈で奇妙な振る舞いや規則に強迫的に従う。 物静かで非社交的。 上品で繊細な感覚。 孤独な理想家。 人間世界よりも超越的世界になじむ。	痩せ型
循環気質	明るく快活だが時に陰うつで物静かになる。 温厚で社交的。 常にグループの中心にいて、にぎやかで明るい雰囲気を作ってくれる。 ムードメーカー。 人間世界にどっぷり浸っている。	肥満型
てんかん気質	頑固で融通が利かない。 一つの物事にこだわる傾向がある。 時に爆発的な興奮や怒りを見せる。 子どものような無邪気な面もある。 人間界よりも自然界になじむ。	闘士型

分裂気質、循環気質、てんかん気質。当時三大精神病と呼ばれていた統合失調症、躁うつ病、てんかんという疾患につながる性格とはどのようなものかをクレッチマーは論じている（注・厳密には気質と性格は違うのだが、ここでは同じものとして扱う）。

あまりにも有名だし、なんとなくわかった気になるからつい素通りしてしまいそうになるが、ここで立ち止まろう。

精神医学的性格論で取り上げられる性格類型は、すべて精神疾患と強い結びつきを持っている。極端に言えば、性格もまた精神疾患の症状の一つであるとみなされている。それはそれで疾患についての理解を深めてくれるが、性格が疾患に縛られすぎているとも言える。性格というものはもっと自由で伸びやかなものではなかったか。

性格のさまざま

クレッチマーの分類以外のもので有名なものだけここに挙げる。精神分析の領域からは、その理論にもとづいて、口愛性格、肛門性格、男根性格、自己愛性格というものがある。また、ユングの内向型性格、外向型性格という概念は一般にもよく使われている。

神経症は性格と強く結びついているので、神経症的傾向の強い性格をタイプ別に、森田神経質、ヒポコンドリー性格、ヒステリー性格、強迫性格などと呼ぶ。

特定の疾患になりやすいという意味での病前性格として有名なものは、クレッチマーの三分類以外に、うつ病の病前性格としてのメランコリー親和型性格、下田の執着気質が有名である。精神疾患以外にも、狭心症や心筋梗塞などの心臓疾患になりやすいとされるタイプA行動パターン、がんになりやすいとされるタイプC行動パターンというものもある。

また性格そのものの異常、障害として、かつてはシュナイダーの十類型（発揚型、狂信型、顕示性、気分易変型、爆発型、情性欠如型、意志欠如型、抑うつ型、自信欠乏症、無力型）に代表されるような性格異常（精神病質）がリストアップされていたが、それらは差別的色あいが強いために使用されなくなり、現在はパーソナリティ障害という診断カテゴリーが用いられるようになっている。

決定論ではない

性格が病気を作るという話は、抗いきれない運命の話のように聞こえて嫌な気持ちになった人はいないだろうか。精神病という、常識的な枠組みから大きく外れた世界に踏み込んでしまう疾患を目の当たりにした人間は、そこに人知を越えた運命的な原因を求めたくなるのかもしれない。病前性格も疾患も等しく遺伝的な素因でつながっているという決定論的理解の仕方である。

しかしこのことを確認するためだけの性格分類であるなら、教科書を飾ることはできても私たちの日々の臨床に活かすことはできない。私たちがなすべきことは、精神病になってしまった患者の病前性格が本当に型にはまった類型におさまりきるものなのかについてよく吟味することなのだ。患者の情報を丹念に拾っていくと、発病以前に患者が示していた意外な一面が浮かび上がってくることは少なくない。

精神病というものは、いったん発病してしまうと強烈な印象を周囲に与え続けるので、周囲の認識もすべて発病後の状態を起点にして発病前を推量するという結果論になりがちである。統合失調症になったのだから分裂気質であったに違いない、躁うつ病になったのだから循環気質であったに違いない、と決めてかかるのではなく、「意外な一面」を発掘することができれば、それこそが患者の真の病前性格であり、そこをきっかけとして生き生きとした関係性を構築することも可能になる。

精神病寛解後に新たに獲得する性格

精神病を治療するときに、患者の性格はどこまで考慮されるだろうか。

神経症治療の場合、疾患と性格とはほとんどオーバーラップしている場合が多いが、精神病の場合は、通常の意味での患者の性格は精神病的体験によって吹っ飛ばされてしまっている。患者はいわば「別人」になっている。発病前の患者の生活や日々の振るまい、それらから浮かび上がる性格と呼ばれるもの、それらすべてがどこかへと吹き飛ばされている。周囲の者たちの目には、精神病の諸症状が大きく立ちはだかり、それへの対処にかかりっきりになる。

治療や看護の甲斐あって、精神病の諸症状が潮が引くように消えていったとき、そこにぽつねんとたたずむ自然な表情の患者を発見して驚いた経験を持つ人も多いだろう。戻ってきた彼らは不思議な透明感をそなえている。ちょっと手を伸ばせば、彼らの内面のすべてに触れることができそうな感じすらする。あまりに無防備だが、彼らには不思議な解毒作用のようなものがあって、近寄る者にひそむ敵意や悪意をいつの間にか中和してしまう。それはまさに彼らが新たに獲得した「性格」であるとみなすことができる。

それを精神病の後遺症と捉えてもよいが、大変な出来事に長時間巻き込まれた人が、その前後で人が変わってしまうようにして性格が変わることがあるという自然な経過と捉えることもできる。そして大切なことは、「人が変わるようにして性格が変わる」ということをその内側から眺めるとは、いったいどういう体験なのかを、私たちも想像してみることである。

「人格」と「性格」の違い

性格と人格とはどう違うのだろうか。さまざまな見解があるが、ここでは単純に、性格は原則的に人ぞれぞれで、よい悪いという価値観は含まない、多様で横並びのもの、人格は高い低いという価値観があり、人間性という人としての価値にかかわり、人は自らの人格を、高め、磨いていく責任があるとされるものであると考えておく。

性格も、よい、悪いと言われることがあるが、それはそれを評価する人の好みであり、ある人にとってはよい性格でも別の人にとっては悪い性格とみなされるという手合いのものである。それに比べると人格は、人によって評価が違うということは原則的にない。高潔な人格は誰が見ても高潔であると評価されるし、低劣な人格も同様である。人間として信頼され立派に研鑽を積み気品を保っている人の人格は芸術作品のように確固とした輝きを放っている。

性格に注目することは、そのような立派な話ではなく、肩の力を抜いて、「みんないろいろ欠点はあるけど同じ人間なんだからお互いさまということでよろしくやりましょう」というノリの、気軽な人づき合いのレベルで考えるということである。これは平等主義の立場である。精神科臨床の世界でも、「患者を人としてみる」ことの重要性がよく説かれる。確かに、ともすると私たちは患者を「病名」で見てしまうことがある。職業意識に忠実すぎるなどして、〇〇病を治療するには、あれをしてこれをしてと、疾患への対応ばかりに気を取られて肝心の患者という「人」を見落としてしまうことがある。それへの警告が「患者を人としてみなさい」という言葉になる。

それはそれで重要なことだが、ときに、医療者が患者のよくない言動を「人として」どうかという視点で批判し、説教することもある。互いに「人として」関わるなら、説教もあってはならないことではないだろう。しかしたとえば、五十代の患者が風俗店に行ったことを二十代の若い看護師が「それはいけないことです」と説教する、という場面があったとして、その看護師が何のためらいもなく正しいことをおこなっているという自信があるとしたら、それは悲しいことである。

「患者を人としてみる」ことが、すなわち患者の人格を評価し高める役割と資格が医療者にあると思うのは随分な思い上がりである。そもそも患者と医療者とでは立場が対等ではない。圧倒的な権力は医療者の側にある。そのような関係性の中で患者の人格の問題に触れることは、多くのデリケートな配慮が必要である。その点が抜け落ちて、医療者側の理想とする「人格」を患者に求め、押しつけてしまわないようにしなければならない。

身体障害者の領域でも同様の議論がある。「障害者」として丁重に扱われることは結構なことだが、その影で私たちは「障害者はまじめにひたむきにがんばらなければならない」などのプレッシャーを知らず知らずのうちに与え続けていることが多々あるために、当事者たちは気詰まりな思いをしていると聞く。

人格よりも性格に思いをはせることによって、援助者が陥りやすいこのような落とし穴を避けることもできるだろう。

一般の人に対してこそ活用できる

精神科的性格論がもっとも力を発揮するのは、精神科病棟にいない一般の人への適応であろう。先の三つの気質は、精神病の症状をモデルにして作られた類型であり、それを精神科とは無関係な一般人にも当てはめて考えてみるということは、精神科の経験や知恵を一般人の日常生活に持ち込んで活用しようとすることである。この方向で私がもっとも活用してきたのはてんかん気質の概念である。

総合病院勤務の精神科医である私には、内科や外科の看護師から、対処に困る患者についての相談が時折寄せられる。精神科を受診させたいのはやまやまだがそれにはなかなか応じてくれないし、精神科という言葉を出しただけで激高される、というような場合、直接お会いすることもできず、看護師からの情報だけで何らかのアドバイスをすることになる。

「さっきまで穏やかにしていたのに、ささいなことで急に怒りだすんです」

「一度怒りだしたら、どのように説明しても火に油を注ぐばかりで」

「普段は本当にいい人なんです、日によって違うんですよ」

看護師との会話でこのような特徴が浮かび上がってくることがある。その場合、私は次のように質問する。

「ささいなことなのに、急にスイッチが入ったように不機嫌になるのですね」

「なだめればなだめるほど怒りだすという感じですね」

「普段は青空のようにさっぱりとした人なのに、一度何かにひっかかると目の前のことだけしか見えなくなって同じ所を堂々巡りしてしまうんでしょうかね」

「日によって違うって、もしかして天候と関係していませんか、あるいは周囲の物音とか」

するとと次のような返答。

「そうなんです、クレームにきっちり対応しようとすればするほど余計に怒られるんです」

「確かに、天気がいいときは機嫌がよくて、トラブルになるのはたいてい雨か曇りの日なのかもしれません」

「しょっちゅう大きな物音をたてる人が隣のベッドに入ってから、イライラされていることが多いように思います」

ここまでくれば、その人がてんかん気質である可能性が濃厚である。対処法は次の通り。

「てんかん気質の人は、普段は本当にいい人なんですね。青空のような、何の曇りもない人。けれどちょっとした刺激で不機嫌になってしまう。刺激といっても情緒的なものではなくて、物理的なものが多いですね。天候とか、周囲の物音とか、採光の具合とか。そういうものの不快な刺激によって、心の中に急に暗雲がたちこめる。視界が悪くなり、目の前のことだけに固執し始める。そうなったらどのように言葉をかけても余計に刺激するばかりですから、できるだけ刺激せずに、嵐が去るのを待つのがいいと思います。話しかけるにしても、言葉の内容よりも、声のトーンに気をつけてください。甲高い声ではなく、低く穏やかな、その声を聞いているだけで安らげるような声を心がけてください。それだけで落ち着かれる可能性も高いです。また平素の心がけとして、さわやかですがすがしい環境が提供できれば、その人はいつもすっきりとしたいい人でいられると思います」

このような説明で納得いただけることが多く、一般科の看護師が精神医学に興味を持つきっかけにもなる。

性格診断と疾患診断

さて、このエピソードで私は会ってもいない人の性格を診断し、対処法をアドバイスした。同様のことは、精神疾患の診断についても起こりうるが、性格診断と疾患診断とは相当な違いがある。

まず診断する資格が違う。精神疾患を診断する資格があるのは正式には精神科医のみであるが、性格診断は誰でもできるし誰がしてもよい。正式も略式も初めからない。さまざまな見立てがあっていいし、どれが正解というわけでもない。さきほどのエピソードでも、てんかん気質という見立ては、私と看護師との対話の中で自然に浮かび上がってくるものでしかない。あくまでも今後のかかわりのための作業仮説としての見立て診断である。看護師の

「なるほどそうですね、そういえば……」という同意や納得がなければ意味のない診断である。

精神科の疾患診断も、本来はそういうものであったはずであるが、いつの間にか医師の（あるいは操作的診断基準の）専売特許のようになってしまっている。症例のカンファレンスをしても、疾患の評価や治療については盛んに議論されても、患者の性格については話題になることすらなくなってきた。

私はときどき「この患者さんってどんな性格なんだろう」と問いかける。参加者はなんとか答えようとして言葉を探すが、なかなか言葉が出なくて沈黙の時間が流れることが多い。この沈黙の時間が大切だと私は思う。

人の性格をどのようにして言葉にするのか。これはなかなか難しいことだ。直観的に浮かぶ言葉はあるだろう。しかしそんな言葉を口にしていいのかというためらいもあるだろう。人の性格を評することは、よく言うにしろ悪く言うにしろ、どことなく後ろめたい気持ちになるものだから。

しかしよく考えてみると不思議なことだ。私たち精神科医療関係者は、患者の疾患を表す言葉は平気で口にする。「この人は統合失調症だから……」、「あの人最近、妄想が強くなっているね」。皮肉な言い方をすれば、人を精神病扱いすることは平気なのに、人の性格を評することにはなぜそんなにナイーブになるのだろう。その理由の一つとして次のことが考えられる。

疾患診断は、主治医のみがすることであり他のスタッフにはそもそもできないし責任もない。すでに誰かが名付けた名前を使用しているにすぎない。診断した医師にしても、自分の主観で診断したとは思っていない。客観的な診断基準に従って診断している（と信じている）ために、良心の呵責は感じない。だからみんな気楽に病名や症状名を口にできる。しかし性格診断は違う。それは誰でもできるかわりに、診断者の主観がそのまま現れ、その診断の責任者は診断者その人以外にはない。誰がそのように評したのか、ということが常についてまわる行為であるからこそ、ためらわれる。

けれど、だからこそ性格について話し合うことが重要なのである。精神医学がエビデンス重視に深く傾きつつある昨今、ナラティヴ以外の何ものでもない性格診断とそれについての語り合いを始めることは、勇気のいることかもしれないが、それは豊かで稔りのある臨床を育むことに直結するに違いない。

うつ病の病前性格

クレッチマーの三分類から少し離れよう。

病前性格で昔から注目されてきたものに、うつ病の病前性格がある。まじめ、几帳面、がんばり屋、律儀、責任感が強い、完璧主義、といった特徴があり、メランコリー親和型性格と呼ばれる。確かにこういう性格の人は、うつ病、とりわけ内因性うつ病になりやすい。この性格はかつての日本人の性格の典型であり、戦後の日本の復興はこういう性格の人たちがまじめにコツコツと働いてきたことによってなされたとも言われている。みなさん、謙虚だし、控え目だし、自分のことよりも他人のことを気づかってくれる、本当に「いい人」たちである。さらに彼らは、弱音を吐かない、愚痴を言わない、悪口も言わない、羽目を外すこともしない。診察場面でも私たち医療者を困らせることは決して言わない。本当に対応しやすい人々なのだが、ちょっと小首をかしげたくなることがある。彼らは生きていて楽しいのだろうか。当時の日本社会を生きていくには最も適した性格を持ってはいても、その性格があまりに極端なものになると、それがかえってその人の生の豊かさを削ぎ落してしまうという皮肉な結果を招くことにもなりかねない。

診療では、彼らのうつ病の治療とともに、彼らの生が少しでも愉快なものになってほしいと願いながら交流する。しかし性格の壁は厚く、こちらの願いはなかなかかなわない。話を愉快な方に持っていこうとしても、するっと擦れ違ってしまって、いつの間にかまじめで律儀なやりとりに戻ってしまう。このような性格が変わらなければうつ病は再発を繰り返すだろうから、なんとかこの性格を変えたい、と多くの人は考える。認知行動療法もそのための方法である。しかしそのような治療をしなくても、この性格に変化が現れることがある。それは、先に触れた精神病の場合と同様に、うつ病が寛解したときに現れる。

初回のうつ病エピソードの際に現れることはあまりない。数回のエピソードの後、患者がうつ病そのものに「飽きた」と思われるように見受けられることがある。エピソードが数回繰り返されると、その人がそれまで担っていた仕事や家事は、ある程度他の人に委ねざるを得なくなっている。完璧主義を貫こうにも、うつ病エピソードによってすでに何度か仕事や家事からリタイアしているので、今さら完璧を求めても誰も取りあってくれない。ある種の敗北感がその人の持つ雰囲気の中に漂い始める。どことなくあきらめた感じ、力が抜けた感じ、ルーズな感じ、くたびれた感じになる。妙なたとえで申し訳ないが、新車の雰囲気が中古車の雰囲気になる。

しかしこれは決して悪い印象ではない。むしろ、この人の元気なときの「いい人」として周囲に与えるやや気詰まりな印象よりも、ほっと和める、自然ないい感じになっている。この感じが出てくると、まるでその人にとってのうつ病の役目が終わったかのように、うつ病の再発はまずない。

この一連の経過の中で、敗北したのはその人ではなくメランコリー親和型性格である。この性格が増長しすぎてその人の生を脅かすようになったからこそ、うつ病が登場してこの性格の前に立ちはだかり、この性格の増長を阻止したのだとも考えられる。

かつて「性格」だったもの

さてしかし、メランコリー親和型性格と呼べるような人は、今や日本からどんどん姿を消している。それに伴って、いわゆる内因性のうつ病も減少してきている。かわって増えてきたのが、新型うつ病と総称されるような、さまざまなタイプの軽症うつ病である。彼らは、うつ状態のために仕事を休むことに抵抗感はない。そのあいだに海外旅行に行くことも平気であったりする。それほどまじめでもなく、几帳面でもなく、責任感も薄い。従来、逃避や自己愛といった心理学的問題として扱われてきたことが、今では、ある種の疾患としての市民権を得て、治療の対象となっている。

また、躁うつ病（双極性障害）も軽症化してきている。ささいなことで気分が変わりやすい、いわゆる「気分屋さん」と呼ばれてきたような人も、Ⅱ型の双極性障害として認知され、それに対する治療法も確立されつつある。さらには、発達障害の概念がかなり拡大してきている。アスペルガー症候群や軽度のＡＤＨＤなど成人になってから問題に気づかれるような軽症の発達障害があるという認識はここ数年で一気に広まった。一風変わった人、ちょっと癖のある人、とされてきた人々に次々とこのような病名が付与され続けている。

従来「性格」の問題とされていたことに病名が与えられ、疾患として認知され、治療の対象とされるようになるという流れは、精神医学の中では珍しいことではない。代表的な先例はアルコール依存症である。

この先例からもわかるように、この流れは私たちに多くの恩恵を与えてくれている。しかしその一方で、疾患概念が過剰拡大することにも注意が必要である。私たちはついつい便利で役に立つものに頼りたくなる。それで十分という気持ちになりやすい。けれど、疾患を語る型通りの言葉ではなく、野に咲くタンポポのような言葉でその人の苦しさやつらさ、あるいはひそやかな喜びをすくい上げることも忘れてはいけないと思う。

ケアにつながる「性格論」

前節では、「性格論」のリニューアルをしようと提案した。新しい性格論とはどういうものか、そして、診断名中心になりがちな臨床において、性格を見直すことで豊かになっていくものをさらに探し求めてみようと思う。

誰もが持つ「中心気質」って何？

現代日本のさまざまな問題を、性格論のほうからアプローチするのにちょうどよい概念がある。安永浩先生*が提唱された中心気質という概念である。(2、3) その特徴を図にまとめてみよう。

まず、「ふつうにのびのびと発達した五～八歳くらいの子ども」のイメージを思い浮かべてみよう。彼らはおしなべて、図にあるような特徴を持っている。このイメージが、中心気

＊一九二九年生まれの精神科医。長らく東大分院神経科の科長を務め、多くの優秀な人材を育成した。徹底的に患者の体験から出発する独自の理論である「ファントム空間論」を提唱して注目を浴びた。二〇一一年惜しくも逝去された。

普通にのびのびと発達した５～８歳くらいの子どものイメージ
（どんな人の心にも、その基底にはこの性質が隠れている）

天真らんまん
うれしいこと、悲しいことがはっきりしている
表現は直截《ちょくせつ》
烈しい好奇心
熱中もすればすぐ飽きる
動きのために動きを楽しみ（ふざけ）、くたびれれば幸福に眠る
自然の動物に近い

⇩　⇩　⇩　⇩　⇩　⇩

そのまま歪められることなく発展すると中心気質の成人になる

質の特徴そのものである。つまり、子どもはみんな中心気質である。そう言い切ってしまうのがこの概念の魅力である。

実際には、幼稚園児くらいになるとある程度の気質の違いは出てくるが、どんな人の心にも、その基底にはこの性質が隠れているはずである。複雑に枝分かれした大人の諸性格は、ここから発展したり、分岐したり、偏っていったものにすぎない。この気質が、あまり大きな屈曲を受けず、そのますんなりと成長したものが成人の中心気質である。

この成人は図にあるような「子ども」らしい部分を、たっぷり保存している。成人にとって子どもっぽさは短所のように思われがちだが、同時にかけがえのない長所でもある。ここで言う「子ど

も」らしさは、高度な知能や、まわりの物事に対する高度の洞察力と両立することが可能である。つまり、大人としてのきっちりした判断や行動ができつつ、その内面に「子ども」の持つのびのびとした野性が野太く飛び跳ねているような人物像が、この性格の典型的な姿であろう。今の言葉で言えば、「天然」の人である。

中心気質の人はどこにいるのか

では、中心気質の人とはどのくらいいるのだろうか。中心気質とは、てんかん気質やヒステリー性格に近い気質と言っていい。しかし、中心気質概念が他の多くの性格概念と根本的に違うのは、すべての人間はまずは中心気質で始まるとしている点である。人は多種多様な性格を持っているが、その源流をたどればすべてが中心気質に行き着くとなれば、この性格の重要性には計り知れないものがある。

周りを見渡してみよう。一〇〇パーセント中心気質というような人はまずいない。しかし、全く中心気質ではない、という人もまずいないだろう。誰もがある程度の中心気質を備えている。ただ、その程度が人によって大きく異なるだけなのだ。現代日本社会において、典型的な分裂気質や循環気質、あるいはてんかん気質と呼べる人は少なくなった。代わって増えてきているのが、さまざまな程度の中心気質を持つ人々である。人々の持つ性格のバリエーションが乏しくなってきているのかもしれない。

精神疾患に対応させて考えると、前回触れた軽症のうつ病、軽症の躁うつ病、軽症の発達障害と診断される人々に、中心気質の人が多いという印象がある。安永先生は、中心気質の人がなりやすい病態として、てんかん気質やヒステリーに加えて、気分屋や一部の境界例、一部の心気症、そして多くの嗜癖を挙げていて、奇しくも、現代の精神医学が苦心して拡大診断している対象とかなり一致している。

中心気質的交流の「癒し」効果

さらに重要な点がある。中心気質はなんと精神療法にも大きく関係しているというのである。

安永先生は中心気質の友人に精神的に癒されたという体験があるという。何を言われたというわけでもない。特に親しかったわけでもない中心気質の人に、屈託のない柔らかな笑顔で話を聞いてもらっただけで、先生の胸のつかえや疲れがウソのように解消されて、先生自身が驚かれたとおっしゃっている。その瞬間に通い合ったコミュニケーションは極めて純度の高いものだったとも述懐されている。精神療法には、「精神」主義的なものと「技法」主義的なものがあるが、そのどちらにもぶれない、精神療法の本道をいくものがこの中心気質的交流であるとされた。

ある精神科病院での勉強会で、精神療法のエッセンスとはなんだろう、というテーマで議論したことがある。いろいろな意見が出たが、「結局、精神療法って、関係性だよね」という結論でみんなが納得した。「関係性」という言葉もよく考えるとわかりにくい言葉だが、その病院ではみんながその意味を知っている言葉であったようで、自然にみんなの口から出てきたのであった。聞いてみると、「関係性を大切にせよ」とは、かつてこの病院に在職していてみんなから大変尊敬されていた医師、生村吾郎先生の口癖であったという。一病院が育んできた治療文化という意味でもとても興味深い現象だが、この「関係性」とは一体何を指しているのだろうか。

私なりに理解しているところでは、それは、「人と人との自然な交流」である。もちろんさまざまな交流がある。意気投合、という場合もあるだろうし、口を開けば喧嘩ばかり、というような場合もあろう。冗談ばっかり言い合う関係もあるだろうし、本音をぶつけ合う関係もあるだろう。他にも、「のれんに腕押し」的関係や、「狐と狸の化かし合い」的関係なども頭に浮かぶ。人それぞれなので、多種多様な「関係性」がありうる。その中のどの関係性であるべきかという話ではなく、自然な「関係性」でさえあればそれでよいという話である。医療者は医療者としての肩書きがあり、役割意識があるから、一〇〇パーセントの自然な交流ではありえないが、それでもできる限り職業意識を薄めて、患者との自然な交流がなされ、職業倫理よりもむしろ人と人との自然な倫理感覚に委ねることが「関係性を大切に」することと言えるだろう。

自然な交流が癒しをもたらす

では、どうしたら自然な関係性が癒しへとつながるのか。

もちろん、人それぞれに性格がある。性格の相性のいい人もあれば悪い人もある。だからこそ関係性は多様である。関係性が多様のままでいいということは、性格も多様のままでいいということだ。患者の性格も多様なら、私たち医療者の性格も多様である。

患者の性格についてあれこれ言う場合、当然医療者自身の性格についてもいろいろと考えておかなければならない。そのような平等性が性格論のよいところである。しかしまじめな医療者は、自分の性格を知れば知るほど自己嫌悪に陥りやすい。患者との自然な交流ができないのは自分の性格のせいだなどと自分を責めてしまったり、自分の性格を表に出さないようにしてしまう。

しかし自分の性格を押し殺して交流すればするほど、不自然な交流になってしまう。ぎこちなくても不器用でも、自分の性格のままに、自然な自分が出せるように心がけながら患者との交流をしてみよう。そのような振るまいを、誰かが意地悪な目をして批判するかもしれないが、気にしないようにしよう。自分の性格がずいぶんねじ曲がっていると思えるかもしれないが、それはそれで仕方ない。子どもの頃は中心気質であったはずが、いつの間にかいろいろな試練にさらされてねじ曲がってしまったのだ。そういう自分を蔑むのではなく、愛おしく思いながらそのままの姿で人と交流するように心がけてみよう。

そうすれば、すべての人の性格の土台になっている中心気質が、つまりは天真らんまんで輝ける子どもの部分が目を覚ますだろう。それはおそらく患者と相互的に起こる。そこから中心気質的交流が生まれれば、安永先生が体験したような思わぬ「癒し」が、私たちにも患者にももたらされることだろう。

人を愛でるための性格

性格について考えることは、「関係性」について考えるよい入り口になる。

そもそも私たちが他人の性格について考えるのは何のためだろうか。よく考えてみればそれほどの実用性はない。たとえば、ある人は待つのが嫌いで、外来で長時間待たされると怒り出す。それがわかっていれば、できるだけ待たせないように、待たせる場合も折に触れて話しかけて機嫌を取るなどして怒らせないようにする。この場合、「待つのが嫌い」というその人の特徴を把握することで対策が取れるので実用性がある。しかし「待つのが嫌い」は、その人がたくさん持ち合わせている特徴の一つではあってもそれ自体が性格であるわけではない。

また、実利的な人間関係の構築のために相手の性格を分析して利用するということもあるだろう。しかしこのような利用の対象となるようなその人の性質も、「性格」とは呼ばれているが、本当の意味での性格ではなく、やはりその人の特徴の一部分でしかない。

性格はもう少し全体的にその人を把握するものであり、その人の「人となり」そのものだ。その人の持つたくさんの特徴たちを束ねてふわっと一つの全体としてまとめあげられたもの、そう、夜空の星座のように一つのまとまりとして浮かび上がる何かである。そしてこのようなものにはそれほどの実用性はないのである。

では何のためなのか。それは、人を愛でるためであると私は思う。

そもそも年端もいかない赤ん坊のときから、大人たちは、赤ん坊のささいな特徴を捉えては、母に似ている、父に似ている、祖母に似ている、親戚のおじさんに似ているなどと言っては喜ぶ。身体的特徴のみならず、性格についてもしきりに語られはじめる。大きな声で泣けば、「おお元気なこと。やんちゃなところはおじいちゃんにそっくりよ」といった具合。そんなふうに大人たちが語らうのは、ひとえにその赤ちゃんを愛でているのである。何十年も未来のその子の性格を今から想像して楽しんでいる。子どもが成長するにつれて、身体的特徴と性格とを合わせてほめることが基本パターンとなる。「子ほめ」につきまとう社交辞令を別にしても、子どもの性格は、子育てをする者にとっては無性に愛しいものなのである。

黙っていても愛せるだろうが、自然に言葉が口をついて出る。「おまえは本当にやさしいいい子だね」、「おまえはいつも明るくて素直でひまわりのような子だね」。このように、愛するものへの愛情のほとばしりとしての性格描写が、他者の性格を考えることの基底にあると私は考えている。

愛するために必要な心理的距離

精神科臨床において患者の性格について考えることも、結局は患者の人となりを愛でているのである。根底に愛がないと、相手の性格を考えても仕方がない。相手の性格について、たとえ一分間でも考えをめぐらせること、それが相手を思う心の働きそのものであり、その時間が相手への愛情の細やかさを醸成する。

逆に言えば、相手の性格を考えなくなったとき、愛は消えかけているのかもしれない。「あんなやつ口も利きたくない」と思っている相手のことなど考えたくもないし、その性格がどうのこうのというのもどうだっていい話である。「どうせ、めちゃくちゃでろくでもない性格さ」と捨て台詞にしかならないだろう。

しかし同じように悪態をつくにしても、冷静に相手の性格を分析してどこが悪いのかを考えはじめるとなると、様子は違ってくる。相手の言動の一つひとつを取り上げ、落ち着いて検討し、それがどのような性格の悪さから来ているのかを検証していくと、悪い部分が鮮明に浮き上がってすっきりするとともに、意外ないい部分や、こちらが誤解していたと思われるような部分までもが浮かび上がってきて立ち止まってしまう。こちら側の怒りの背後にある愛情まで確認させられてしまって、「やれやれ、けんかも収め時か」という気持ちにもなる。

愛が溢れすぎる場合も、相手の性格は目に入らない。「愛は盲目」、「あばたもえくぼ」の言葉通りである。相手の性格について考えるためには、相当程度相手を客観的にみること、つまりは相手との心理的な距離が必要である。性格を愛でることは、情熱のほとばしりのような短期不安定型の愛ではなく、長期安定型の愛の形であろう。

私はこんなふうに「性格論」を活用してきた

「性格論」のリニューアルが少しずつ進んできたところで、精神科領域でこれまでに知られている性格類型の、それぞれの特徴と対応のコツについて、私の個人的経験や見聞からイメージしていることの一部をピックアップしてスケッチしていこうと思う。

前節で、てんかん気質とメランコリー親和型性格について詳しく取り上げたが、まだたくさんの性格類型がある。信頼できる先輩からの受け売りもたくさん含まれているが、多くの専門家のコンセンサスを得たものではないし、これといったエビデンスもない話である。

また、ここからの説明は、私自身の性格から来る偏った見方もあるだろう。性格の描写や見立てには、自分自身の性格が大きく関係することも忘れてはいけない。しかし性格を語るのに、全く中立の立場で語ること自体がそもそも不可能なことでもある。

一臨床家がどうやって「性格論」を使っているのか、舞台裏のうんちく話と思って読んでいただき、皆さんの経験と照らし合わせてもらえればありがたい。便宜上、○○気質の人はこうであるという話の展開になっているが、これも当然、決定論ではない。性格表現や特徴の切り取り方の一例として読んでいただき、活用できそうなところを取捨選択してほしい。

分裂気質――感情が繊細で、見事に本質をつく人

分裂気質の人は、感情の表出が乏しいが、だからといって感情がないわけではなく、むしろ感情が繊細すぎる人である。相手のささやかな感情も敏感にキャッチし、共振してしまう。それは苦しいことかもしれないが、分裂気質の人はそのような交流法をあえて大切にしている人であるように私には思える。この方法は他人の気持ちを察するための最良の方法かもしれない。彼らがときに、見事に本質をついた一言を発することがあるのはそのためである。しかしそれゆえにこそ、彼らは情緒的交流が苦手である。相手の感情を感じとることは得意なのだが、それを交流の道具として使うことが嫌なのだ。駆け引きや人情に訴えかけるような手管はどんなにささやかなものでもいち早く感知し、それを嫌悪する。自然な感情のふる

えを利得目的で使うことへの抗議の気持ちもあるだろう。

したがって、彼らにアプローチするときには余計な根回しや策略は一切捨てて、曇りのない心のまま丸腰で相対するしかない。伝えたいことは、遠回しな言い方や暗示的な言い方はせずに、虚飾のない素朴な言葉で短く、竹を割ったような言い方で伝えるとよいと思う。

循環気質――場をなごませ、循環させる人

循環気質の「循環」は、〈躁〉と〈うつ〉のあいだを循環するという意味だが、循環気質の人は、別の意味でも「循環」的である。彼らは人と人とのあいだを取り持ち、疎遠なものを親しいものにつくり替えることに長けている。数名の人の集まりの中にこの気質の人がいるだけで、その場がなごみ、人と人との感情的交流と社交的関係が「循環」しはじめる。彼らがつくり出す会話はいつまでも続く楽しい音楽のようで心地よい。しかし気をつけなければならないことがある。何でも言いやすい雰囲気であることに甘えてしまって、冗談のつもりで循環気質の人に向かってネガティヴな発言をしてしまうことがある。その場では笑って許してくれるけど、循環気質の人は結構根に持っていることが多い。

口愛性格――愛嬌たっぷり、憎めない人

口愛性格とは、その人のエネルギーが口に集中しやすい人のことである。とにかくおしゃべりでよく食べる。唇が大きく、甘えん坊である。不機嫌になると「噛みつく」ような言い方になる。かなり子どもっぽい性格だが、独特の魅力もある。食べたりしゃべったりしたいという欲求は生命維持に直結する基本的な欲求であり、そのことから来る快感をこよなく愛するこの性格は、基本的に快楽主義者であり、愛嬌たっぷりの憎めない人柄であり、遊び友達としては最適である。彼らと接するときはこちらもせいぜい快楽主義に身を投じて、堅いことは抜きにして食べてしゃべって、ときには毒づいたりしながら、祝祭のような時間を楽しむことにしよう。

肛門性格――ため込んで、ここぞというときに集中する人

肛門性格はその人のエネルギーが肛門に集中しやすい人のことである。肛門は便を溜め込んで、ここぞというときに排出する。溜め込むことも快感なら、それを排出することも快感である。溜めずに垂れ流すことも快感だが、それを我慢することで、さらに大きな快感が得られる。彼らは目先の快感はがまんしようとする。さまざまな計画性や戦略を持って大切な

ものを溜め込もうとする。将来を夢見て貯蓄することが喜びとなる。話す言葉も慎重になる。口愛性格者のように口まかせに話すということはしない。堅実な人柄だが少し気難しい感じが伴うかもしれない。こういう人こそ、家族や職場を縁の下の力持ちとして支えてくれている人であり篤い友情を育むことができるだろう。親密な関係になるとふっとその人の肩の力が抜けるときを垣間みることもできる。

男根性格――無邪気でやんちゃな上司タイプ

男根性格はその人のエネルギーが男根に集中しやすい人のことである。男根とは、自分に付属している力のある道具であり、それを駆使して次々と敵を征服し勝利することに最大の快感を覚えるのが男根性格である。いわゆるヒーローであり、英雄的行動を好む。

いかにも男性的な性格だが、最近は女性でもこういう性格の人が少なくない。上昇志向が強いので、組織の上のほうにいる人にも多い性格である。偉そうにふんぞり返っている上司でも、よくよく観察してこの性格だとわかると、無邪気にチャンバラごっこに興じている子どもに見えてくる。基本的には単純な性格だし、かわいげもある。わんぱくでやんちゃな子どもとどう接したらよいかを考えれば、対応法は自ずと見えてくるだろう。

対応が難しいのは、男根性格なのに屈折している人である。これはどこかで男根をへし折られたという経験がある人である。自身はヒーロー的行動を起こす勇気を持てないが、他人がヒーロー的行動を起こすことに強く嫉妬する。嫉妬するだけならまだいいが、他人の男根をへし折ることに楽しみを感じるようにもなる。結果、何かにつけ意地悪な行動をして他人の足を引っ張ろうとする。こういう人はもう自分の男根はだめになっているとあきらめている。しかし、男根性格の人の男根は、どのように傷めつけられたとしても、常に一定の能力を発揮できる状態にあるはずである。男根性格に屈折は似合わない。失った自信と勇気を取り戻すことが彼らには必要である。

自己愛性格――気持ちよく賞賛させてくれる人

自己愛性格とはいわゆるナルシストのことである。彼らには男根性格の人のような野性味はなく、人工的で取り澄ました美しさに包まれている。関心事は常に自分自身であり、自分で自分を愛してしまうので他人の愛が入り込む余地がなくなる。庶民的な人間との生々しい交渉を避ける傾向にあり、どことなく貴族的な充足感が漂う。他人からの干渉は嫌うが、賞賛は求める。賞賛してもらっても、それに見合う「お返し」はまずないが、こちらもそんなに嫌な気分にはならない。賞賛することが気持ちいいという感じにもなりうる。

ナルシストとうまくやっていくには、こちらもまたいくらかはナルシストになってしまうことが一番いいだろう。自己愛そのものは誰にでもあるので、ナルシストの友人と過ごすときくらいは自分も甘美な自己愛に浸ってみるのも心のリフレッシュによいかもしれない。

対応が難しいのは自虐的なタイプのナルシストである。彼らは、いくらほめても素直に受け取らず、「私なんか最低」、「なんにもいいところがない」という返事しか返って来ない。かといって、「確かにこういうところはよくないね」などと少しでも批判されると逆上する。やはりほめてもらいたいらしい。自虐的な自分を愛しているというややこしいタイプであるが、ナルシストであることには違いはないから、賞賛を続けることがよい関係を保つ方法だろう。

こういうタイプとの交流は、こちら側の「ほめる技術」が試されていると思ってよい。さまざまなほめ方があるし、その場ではあまり伝わっていないように思えても後からじわじわと効いてくるほめ言葉もあるので工夫してみよう。

あきらめと希望の性格論

前回、前々回と、精神科の臨床現場における「性格論」のリニューアルの提案と、私なりの性格活用例を紹介してきた。

前回まで述べてきた通り、「性格論」やそれぞれの性格活用例を紹介する目的は、旧来のカテゴリーをそのまま使うことではない。むしろ、かつてそうであった古い性格論や、診断名に偏りがちな医療現場での視点について見直し、病名以前の豊かな〝人の見かた〟を増やしたいというのが私の狙いである。何げない言葉の中に新たな視点を含ませているので、そういう部分を感じ取っていただければありがたい。

今回は活用例の続きと、性格論がもたらす希望について述べたいと思う。

内向型／外向型性格――豊かな内的世界を引き出す治療

ユングの言う内向型／外向型性格は、人間を正反対の二つのタイプに分類したものである。人間の心のエネルギーは、外的世界に向かう場合と、内的世界に向かう場合とがあり、それなりのバランスが取られているが、前者が優位な性格が外向型、後者が優位な性格が内向型である。

外向型は、思考による合理的判断を重視し、それによって外的世界に立ち向かおうとする。内向型は、感情による感性的判断（これもそれなりに合理性はある）を重視し、内的世界から生まれる直観に導かれるようにして世界を深めようとする。さしあたり、脳科学を信奉する精神科医は外向型性格であり、精神療法的かかわりを重視する精神科医は内向型性格ということになろう。もちろんそのどちらか一方が正しいというものではないが、ユングの生きた時代も今の時代も、外向型性格は常に脚光を浴びやすくその正当性が強調され、内向型性格の価値は低く見積もられやすいという点では同じである。

しかし、いろいろな精神症状で苦しんできた患者が、絵画や音楽や手芸などの芸術活動に専念することで見違えるように病状が改善する例は多く、感情による直観的で豊かな内的世界を持っていることの価値を、周囲が十分に認めることこそが最善の治療であるという場合もあることを忘れないでいたい。

執着気質、森田神経質——修行僧のような聖性を帯びる

うつ病になりやすい性格としてはメランコリー親和型性格が有名だが、わが国の下田光造博士が提唱した執着気質という性格もある。まじめで律儀で几帳面、などの点でメランコリー親和型性格と似ているが、違いは、執着気質の人は焦燥感が出やすくやや攻撃的になることもある、という点である。メランコリー親和型性格の人はいつも一歩引いた控え目な人柄だが、執着気質の人は性格的に少し強いところがあり、一歩前に出るところがある。最近の議論では、躁うつ病（双極性障害）の診断の幅がずいぶんと広くなっているので、執着気質のようなやや強気のある性格は、うつ病の病前性格ではなく躁うつ病（双極性障害）の病前性格になるのではないかとも言われている。

いずれにせよ彼らは「いい人」であり続けようと必死の努力を続ける。それはある種の宗教に殉じている聖者のようにも見えることがある。病的要素を含んではいるものの、彼らの自己犠牲の精神そのものは非常に崇高なものであり、尊敬に値する。まずは深い敬意をもって彼らを遇することが大切である。

同じことが森田神経質にも言える。これは森田療法というわが国オリジナルの精神療法を開発した森田正馬博士が命名した神経症的性格である。過剰に病苦を気にして自己暗示が強

く、客観的に自分を見ることができると同時に過剰な自意識から抜け出せず、求める理想と現実とのギャップに苦しみ、矛盾する思考の中で常に悶々としている性格であり、それ自体が神経症的病態である。明治大正という時代が生んだ気質であり、今日では純然たる森田神経質に出会うことはほとんどないが、苦悩から抜け出したい一心で延々と思考を続け、悲しいかなその行為がさらに苦悩を延長させるという堂々巡りの中でもがき続ける彼らの姿は、修行僧のような聖性を帯びている。

執着気質者に対するのと同じく、まずは心の中で彼らに深く一礼することから始めることが必要であろう（これら日本人によって命名された二つの性格類型には、われわれ日本人の心の深層に深く通じるスピリチュアルなものが埋め込まれているのではないかと私は考えている）。

ヒポコンドリー性格、ヒステリー性格、強迫性格
――精神と身体との不思議な相互作用が表れた性格

次に、ヒポコンドリー性格、ヒステリー性格、強迫性格について取り上げよう。

ヒポコンドリーとは、古くはヒポクラテスが解剖学用語として使った言葉「ヒポコンドリ

ア」（胸骨の下の「みぞおち」の部分を指す）に由来する。そこにある臓器が傷害されることで、不機嫌で気難しくて憂鬱な精神状態になるとされ、男性の病とみなされていた。ヒステリーを「体内で子宮が動き回る婦人病」としたのもヒポクラテスである。古代ギリシアの医学の名残が名前だけでも残されていることは、考えてみればすばらしいことである。

当時のヒポコンドリーは、今の言葉で言えばうつ病であり、必ずしも心気症（身体的不調へのこだわり）には直結しない。また現代の医学の常識から考えて、「子宮が動き回る」などというのは迷信にすぎない。しかし人間の身体は医学や科学によって説明し尽くせるものではないし、私たちが日常の臨床で遭遇する精神と身体との不思議な相互作用の数々を考えれば、「現代医学の常識」とやらに縛られていると見落としてしまうことも多いだろう。

うつ病や心気症の患者、あるいはヒステリーの患者をたくさん診ていると、前者はみぞおちのあたりに何かがうっ滞しているようなイメージが浮かぶし、後者は男性にとっては永遠の謎である「子宮なるもの」が荒ぶっているというイメージがぴったりくると感じられる場合もある。もちろん古代ギリシアの人々がそのようなイメージを抱いていたということを私が知らなければ、私にそのイメージが浮かぶことはなかっただろうから、一種の自己暗示だろう。しかしそのような自己暗示のおかげで性格についての鮮明なイメージが得られるのならそれでよしである。そもそも性格類型とはそういうものであり、そのことに自覚的でありつつ、さまざまな「色眼鏡」をかけて眺めてみることによって得られる思わぬ発見が重要なのである。

寄り道から戻ろう。ヒポコンドリー性格の人は、話していてもいつのまにか身体の心配事のほうに話が行ってしまう。この話題に入ると話は尽きることがない。たかだか一メートルと数十センチしかない人間の身体だが、彼らはその頭の先から足の先まで、こと細かに眺めて感じ入り、論評する。そこに森羅万象があるかのごとく。病院の待合室で長時間話し込んで病気談義をくり広げていたりもする。いろいろな業者が彼らをターゲットにする。彼らのおかげで健康不安をあおるテレビ番組の視聴率は上がるし、高価な健康食品や健康器具も売れていく。過剰な検査、高価な検査を嫌がらない彼らは医療業界にとってもよい顧客である。彼らと接していると、私ももう少し自分の身体の心配をしてあげなくてはと反省させられる。

ヒステリー性格は、感情の表出が派手でドラマチックという特徴がある。演技的、という言葉もぴったりくる。この性格の人と接していると、まるで催眠術にでもかけられたように、現実感が変化する。平素のうすぼんやりしたさえない世界が消えて、心ときめく世界が現れる。女性に多く、小悪魔的と呼びたくなるような人もいる。その場その場の状況に即応して上手に立ち回ることは得意だが、じっとその人のことを観察しているとどれも表面的なものばかりで、芯になるような信念や信条は感じられない。表面の部分ばかりが全面に出て奥底の部分は空洞のようになっていて何も感じ取れないのである。私たちがそのことに気づくとき、ヒステリー性格者が心に抱える悲しみが少し伝わっているのだろう。

ヒステリー性格が、状況に応じて七変化する軟体動物のようであるのに対して、強迫性格は「堅物」という言葉がぴったり当てはまる、何ごとにもきっちりしないと気が済まない性格である。メランコリー親和型性格や執着気質も几帳面できっちりしているが、強迫性格の「きっちり」とはその意味合いが違う。前者の「きっちり」はあくまでも人のための「きっちり」である。たとえば「期待されているのできっちり応えたい」、「頼まれたのできっちり仕上げたい」という具合。しかし後者の「きっちり」は自分のためである。自分自身が納得するまでやり通す。そのことが苦にならないし、完璧にやり通すことに喜びを感じる。高度な技能を要求される職業の人に多く、医師にも多い。

医療従事者はかなりの程度の強迫性を義務づけられている。しかし患者とのかかわりの場面においてはこの強迫性は邪魔になる。なぜなら強迫は感情を消してしまうからである。患者との交流で重要なことは、まずは情緒的な絆によるつながりをつくることだが、そこに医療者の側から強迫的な確認や段取りや手続きの話ばかりを持ち込んでしまうと、情緒的な絆どころではなくなってしまう。声の質がそもそも違う。声に備わっているはずの感情的な陰影が消えて、カチカチ、キチキチとした機械的な声になってしまう。そうなってしまっては情緒的交流など望めない。

医療従事者の強迫の話が先になってしまったが、患者が強迫性格である場合には、こちらもつられて強迫的にならないように意識的に努力しなければならない。強迫の感染力はばかにならない。意識して話をルーズなほうに持っていき、声の調子などに曖昧で情緒的なものが醸し出されるように誘導しよう。一～二年続けているうちに、その人に少し柔らかい感じが出てくることが多い。

A型・B型・C型行動パターン──心疾患やがんに関係する性格

心身医学の領域から注目された性格として、A型・B型・C型行動パターンと呼ばれるものもある。

心筋梗塞や狭心症といった冠状動脈性の心疾患を起こしやすい性格がA型行動パターン（B型はその正反対の性格で、冠状動脈性の心疾患を起こしにくい性格）である。日々精力的に活動し、話し方も精力的であり、常に性急であらゆることをできるかぎり短時間で仕上げようとし、妨害されると攻撃的になる。肥満している人が多いが、それでも身のこなしは素早くよく動くので、会うたびに汗をかいているか、ハアハアと息を切らしているということが多い。

こういう人を見ると心臓に悪いから生活パターンを改めるように助言したくなるが、なかなかうまくいかない。心疾患を発症した後に否応なく修正が図られることが多い。職場では一番の働き手として活躍している人たちなので、あまり無理させないような職場での配慮も必要だろう。

彼らを見ていると、人間の身体と精神とを貫くようにしてあるリズムやペースというものの不思議な働きが見えてくる。彼らに目を閉じさせて自分のリズムで指を使って机を叩くように指示する実験を行うと、A型行動パターン以外の人に比して非常に早いリズムで机を叩くという。彼らほどでなくとも、人それぞれに独自のリズムやペースがあるはずで、そういうものを視野に入れて臨床を考えることの重要性を教えてくれる。

C型行動パターンは、我慢強くて周囲に気を使い、怒りなどの否定的な感情を押し殺してしまう性格で、がんになりやすいとされる。自分の本当の気持ちをできるだけ出さないようにしている人々は驚くほど多い。確かに場面によって使い分けが必要になるが、インフォーマルな友人関係などで、存分に本音を言い合える場所がなければ息が詰まりそうになる。C型行動パターンの人はこのような「息抜き」が極端に乏しい人である。秘密主義者にもこのパターンの人が多い。正直な気持ちを押し殺し続けると、精神が病むか身体が病むかのどちらかである。

C型行動パターンはメランコリー親和型性格に似ているが、前者は健康な感情や認識を無理矢理押し殺し続けることによって身体の病を作るのに対して、後者はそもそも不健康な感情や認識を持っていて、それが高じて精神の病を作るという違いがある、と整理しておいてもよいだろう。

いずれにしてもC型行動パターンは、A型行動パターンと同じく自己の身体を無意識的に追いつめる性格であることには変わりはなく、いい人ほど早死にしてしまうという皮肉な運命を目の当たりにすることも少なくない。そんなことにならないためにも、この性格の人にはぜひ本音を語ってもらえる機会を作るお手伝いをしてあげたいものだ。

パーソナリティ障害――治療後の性格は「中心気質」

最後に取り上げたいのがパーソナリティ障害、中でもその代表格である境界性パーソナリティ障害である。これは通常の意味での性格ではなく、精神疾患そのものであるので、ここまで取り上げてきた性格群に対するようにはいかない。

この疾患に対する対処法や治療法については他書に譲るが、私がここで強調したいのは、幸いにしてこの疾患が治ったとき、患者の性格は理想的とでも言うべき性格になっているという点である。前々節でも触れたが、統合失調症の場合も、治ったときには、患者は新たな性格を獲得しているもので、それは通常の人が持ち合わせている性格よりも透明感があり瑞々しいものである。だが、境界性パーソナリティ障害が治ったときに見いだせる性格は、それにも増して生き生きとした躍動感があり、健康的で安定感のあるものとなる。前者には少しミステリアスな色あいが含まれているが、後者は十分に世俗的で生命的な世界に根ざしている（これは前節で紹介した中心気質と呼ばれる性格そのものであろう）。

この奇蹟のような現象を確信することができれば、境界性パーソナリティ障害の治療を乗り切るための希望の灯となるだろう。

最近では聞いたことがないような性格名もあったかもしれない。このようなうんちくを病棟で語る医師も減っているだろう。しかし、昔ながらの知恵も今風にアレンジすればまだまだ使えるはずであり、切り口はいくらあっても困ることはないはず。私たちが患者を見る目は知らないうちにすぐに固定化してしまう。そうならないためのヒントとして活用していただきたい。

＊

では、現代の精神科医療現場にいる私たちは、「性格論」をどのように応用できるのだろうか。

自分の言葉で表現する勇気

「大きな声でよく笑い、開けっぴろげな人だった」

亡くなった作家・丸谷才一を評して随筆の名手である杉本秀太郎が記した言葉である。[1]「開けっぴろげな人」という表現はなかなかできるものではないが、言われてみると、その人の人となりが一瞬にして脳裏に浮かぶ。性格描写の理想的な形がここにある。このような見事な例には及ばないとしても、私たちは人の性格を語るためのたくさんの言葉を持ち合わせていたいものだ。

そのためには日々の練習あるのみである。あの人はこういう人、この人はこういう人、という人物描写、性格描写を身近な人物を対象にしてくり返しトライしてみよう。既製品であるさまざまな性格分類の言葉を当てはめてみてもよいが、できればその人のためのオーダーメイドの言葉を手作りしてあげたい。

もちろん性格の描写は、個人的な思いだけではできない。「いい感じの人」、「嫌な奴」というだけでは個人的な印象にとどまってしまう。性格を表現するには、その人を知る人の多くが納得できるような表現でなければならない。

そのためには気の置けない仲間との雑談の中で、性格談義に花を咲かせる必要がある。一人ではなかなかいい言葉が出なくても、何人かで一緒に考えれば名案（名言？）も生まれる。複数の人間による多角的な評価と共同作業によって、通りいっぺんのものではない、味わいと深みのある性格描写が生まれれば素敵なことである。

ただし性格談義となると、さまざまな噂話、愚痴、陰口もつきまとうだろう。それも雑談の楽しみであり、大いにやればいいと思うが、憂さ晴らし的雑談ばかりでは芸がないし面白味もなく飽きてくる。手荒い本音トークの中から、そのエッセンスを掬い上げて、みんながそれなりに納得できる性格描写を作り上げることができれば、結局はそのことが一番のストレス解消法になるだろうし、質の高い楽しさを体験できるだろう。たとえ悪口に聞こえるものであっても性格描写として一本筋の通った論評であるなら、それは辛口の批評として聞くに値するものとなる。

まずは形容詞を使ってみよう。あたたかい、冷たい、柔らかい、堅い。さまざまな形容詞がある。その人のイメージに一番ぴったりする形容詞は何だろうか。あるいはその人のとる行動のパターンはどのようなものだろうか。そそっかしい、冷静沈着、計画的、直観的、人懐っこい、世話焼き、孤高の人、のんびり、短気、等々。その人と一緒にいてこちらがどのような感覚になるのかにも注目しよう。一緒にいてほっとする人もいれば、どことなく落ち着かなくなる人もいる。その感覚はどこから来るのか、などとあれこれ考えをめぐらせてみるとよいだろう。県民性や地域性、あるいは職業文化という視点からもヒントが得られることも多い。人の性格はそういうところからも大きく影響を受けている。

まずは自分の性格を知ることから始めよう。ＴＥＧ（東大式エゴグラム）などの心理テストを活用するとよいだろう。友人や家族、職場の同僚などから、自分の性格をどう思うか、率直な意見を聞いてみよう。

チームで活動をするようになると、メンバー各人の性格の違いが浮き彫りになることが多い。小説やドラマからマンガ・アニメに至るまで、登場人物の性格（キャラクター）がどのように設定されているかによって物語の展開が決定される。

何が正解というものでもない。性格は生き物である。いつも同じ姿でじっとしてくれているわけではない。機嫌よく私たちの前に姿を現してくれることもあるが、時には私たちの手からするりと抜け出していずこかに身を潜めてしまうこともある。生き物と触れ合うようなやさしい手つきが必要となる。

オーダーメイドの言葉をあつらえるにしても、性格を表現する言葉である以上、他の誰も持っていない性格というものはありえないので、同じような性格を持ちあわせている人々と共通するような何らかの類型の中に位置づけられていくことになる。個性と類型との、このバランスに妙味がある。

疾患診断と性格診断との比較は先に行ったが、ここで再度取り上げよう。決定的に違うのは、病名は名詞であり、性格は形容詞（あるいは副詞）であるという点である。

名詞は便利なもので、いろいろな使い回しができる。精神科医療の関係者は精神科の病名は熟知しているので、ついつい病名を便利に使い回してしまう。人の性格の描写をするときにも「統合失調症のようなところがある人」、「ちょっと境界例のような人」、「ほとんど発達障害と言えるような人」等々。便利だが、明らかに手抜き工事であり、業界以外の人には通用しない。こういうことをしていては臨床の腕も上がらない。せめて性格描写をするときには、病名で代用するというようなことはせず、自前の言葉で語る勇気を持っていたいものだ。

性格にはあきらめと背中合わせの「希望」がある

「この人はこういう性格の人なのだ」──性格を知ることは、私たちにとって、ある意味であきらめをつけることなのだろうか。「性格だから仕方ない」という考えからは、やさしい思いやりも感じられる。確かに、人の性格は一朝一夕に組み上がるものではなく、それなりの年季が入っている。中には「筋金入り」もある。おいそれと変えられるものではない。変わることのない性格を味わい、愛でることこそが分別のある大人の流儀である、のかもしれない。

しかし一方で、先に記したように、性格が時に大きく変化することも少なからずある。さまざまな体験や出来事をきっかけに、人が変わったようになることはある。人と人との出会いも、その人の性格を変えてしまうことが多い出来事の一つだ。

このような事例を見ていると、「性格だから仕方がない」というやさしいあきらめとともに「性格だからこそなんとかなるのではないか」という希望も同時に湧いてくる。けれどこの「なんとか」がくせ者だ。針金をペンチで曲げるようにはいかない。性格はさまざまな体験や出来事の結果であって、直接手に触れて手直しできる対象ではないのである。生き物である性格を変えようと計画すること自体に無理がある。生き物である以上、それを存分に生かして、活躍させる方向に導くしか方法はない。そのために必要なものは、やさしいあきらめと背中合わせの希望である。

性格は変えるものではなく、育むもの。子どもの場合は特にそうだが、大人になっても事情は変わらない。性格を語る言葉は諸刃の剣でもあるが、手作りの言葉には手編みのセーターのようなぬくもりがある。愛のある言葉で患者の性格を語ること。そのことが私たちの精神科の臨床に大きな実りをもたらしてくれることを私は信じている。

（1）朝日新聞，二〇一二年十月十四日

（2）安永浩『安永浩著作集Ⅲ　方法論と臨床概念　第八章「中心気質」という概念について』金剛出版、一九九二年
（3）安永浩『精神科医のものの考え方　私の臨床経験から　夏・随想—中心気質幻想』金剛出版、二〇〇二年

●「看護のための性格論」について

この文章は雑誌編集者との対話によって生まれたものです。私がふと性格の話を出したら、編集者さんが興味を示されて、いろいろと質問されてそれに答えているうちに、連載で書きましょう、という運びになりました。性格論って、科学的に扱うことがなかなか難しいし、かといって哲学としても語りづらい。そのせいか精神医学の中ではいつまでも隅っこに追いやられている感がありますが、実際の臨床では非常に重要です。性格についての智恵は、一般化はできないけれど互いに顔の見える小さな世界で繰り広げられる「ローカルな知」そのものだと思います。

第Ⅱ部　統合失調症に調律する

統合失調症者の対人恐怖——誰におびえているのか

「誰」について

あなたは誰だ。

普通に読めば、この一文は質問である。この「誰」に実体はない。あなたは何者かを問うために慣用的に使う語であり、さほどの意味はない。さてこの一文を十秒間じっと見つめてみよう。なにか変な感じがしてこないだろうか。そう、「誰」という文字が少し意味ありげに浮き上がってくるだろう。「誰」という名前の人がいたらどうなるのか、強引に肯定文としても読めるな、など様々な想念も浮かんでくる。「誰」という不思議な文字にこころが釘付けになる。

「誰か」という言葉もある。英語で言えばsomebody。「だーれかさんが、だーれかさんが、だーれかさんがみーつけた」ではじまる童謡『ちいさい秋みつけた』を思い出していただきたい。「秋の詩人」と呼ばれたサトウハチローの詩が忍びよる秋の気配を繊細な感覚で表現している。ちいさい秋を見つけるのは「花子さん」でも「太郎くん」でもない。他でもない「誰かさん」である。リリカルなメロディーに乗って「だーれかさんが…」というフレーズが美しくリフレインされ、いやおうなしに「誰かさん」がクローズアップされる。しかし当の「誰かさん」はひっそりと身を潜めたまま姿をあらわそうとはしない。私たちにとってはこの「誰かさん」もまた秋の気配そのもののような存在である。

無数の「誰か」の海

私たちの生活の中で、「誰か」はひそやかに活動している。

さっき食べたパンを買ったのは私だが、そのパンをコンビニで私に売ってくれたあの店員は私にとってはよく知らない「誰か」であり、パンが製造される過程ではたくさんの顔も知らない「誰か」が関与していたはずである。

その気になれば、それぞれの「誰か」が誰であるのかを調べることは可能だろう。しかしそんなことをして何になるだろう。電車に乗れば何十人もの誰かがいる、甲子園球場に行けば何万人もの誰かとともに声援を送る。彼らが誰であるかなどどうでもいい。無数の「誰か」の中で私は暮らしている。別の人々にとっては私もまた無数の「誰か」の一人であり続ける。私たちの固有の名前や固有の歴史は、無数の「誰か」の海に浮かぶ気泡のようなものなのかもしれない。私の個性は「誰か」たちの海から生み出され、またその海に消えてゆく。私にとって無数の「誰か」たちの世界はその裏側にまわることのできない世界である。

気配としての統合失調症

何をいまさら、と思われるかもしれないが、実は、私はいまだに統合失調症と呼ばれる「疾患」が実在するとは思えていない。日常の診療では、あたかもその疾患が実在するかのように、その名前を口にしている。「統合失調症の治療」、「統合失調症の経過」、「統合失調症のリハビリテーション」、「統合失調症からの回復」などについて考えをめぐらせ、同僚と話し合っている。患者とその家族に対しても「統合失調症と呼ばれる病気です」と説明している。しかしそれでも統合失調症が実在するという実感がない。あえて言うなら、私は統合失調症を実在としてではなく気配として感じている。秋の気配はいくらでも感じ取れるし、「秋はすぐそばまで来ていますね」「もう秋が来ましたねえ」とあたかも実在するかのように語られるが、実際に秋が実在するわけではないのとそれは似ている。

野原で風に吹かれる

ここで症例を示そう。

二十代の女性。父親同伴で来院。精神科ははじめての受診。予診票には「食欲がない」とある。うつ病か、あるいは摂食障害か、と思いながら診察室にお迎えした。入ってきた女性を一目見て、「ああ、統合失調症だ」と思った。その女性には表情がなかった。こちらからいくつか質問してもあまり返答してくれず、父親の方をちらちら見た。こちらを拒否するのでもない、すっと流される感じ。その女性は確かに目の前にいるのに、本当はどこか遠いところにいるような感じ。手を出せば触れることができるくらいの近いところで対面しているのに、誰もいない野原で風に吹かれているような感じ。「ああ、統合失調症だ」とまた思った。

(お父さんから聞いていいですか?)と問うと彼女は少しうなづいた。

(では、お父さんから見られていかがですか?)と聞いた。こういう場合、家族は堰を切ったように話しだすなり、本人の前で話すことをはばかって言葉を濁すなり、本人が退席した後で話そうとするなりして、善意からではあってもどこかしら押しつけがましい行動に出ることがほとんどである。しかしこの父親は落ち着いた様子で娘に「どうなんや？」と聞いて娘の応答をやんわりと待った。娘からの応答はなく、再び曖昧な沈黙がその場を支配した。「ああ、発病して長いんだろうな、この父親は統合失調症への対応がずいぶんと上手だ」と私は思った。そしてもう一度「ああ…」と思った。

この「ああ…」は驚きの表現でも落胆の声でもない。誰もいない草原に立っているとき、降りしきる雨を眺めているときなどにふと出てくる声と同質のものであり、ある種の感慨である。

ひととおりの診察をすませて彼女に退室してもらい、後から父親だけ入ってもらって最小限のことだけ確認させてもらった。


（ずっと前からだったんでしょうね）「はい」

（精神科には行かなかったんですね）「はい」

（興奮したり暴れたりということはなかったですか）「一時期ありましたね」

（それでも病院には行かなかった…）「はい」

（今回来られたのは？）「食べなくなってやせてきたので。それに本人が行くと言うので」

（病名は統合失調症ということになると思いますが）「はい」

（ご存知でしたか）「はい」

どういう事情があったのかはわからないが、彼女の家族は、彼女の「統合失調症」を認知しながらもそれを医療によって治療しようとは考えず、彼女を彼女としてそのまま受け入れ彼女の気持ちを尊重しながら家族としての共同生活を営んでいたようだった。

統合失調症とちいさい秋

さてこの症例の統合失調症はどこに実在するのだろう。やはりそれは実在するとは言いがたい。それは彼女と家族のたたずまいそのものの中にたちこめる気配であると言うしかできないように感じられる。

さきほどの「ちいさい秋みつけた」の例で言えば、統合失調症という障害は「ちいさい秋」であり、彼女はそれを見つけた「誰かさん」であると見立てることもできるだろう。彼女は、彼女自身の社会的な個別性を抜け出し、気配としては感じられるが実体としてはつかみきれない、無名のままの「誰かさん」という不思議な人間のあり方に吸い寄せられたのであり、それを見守る家族もまた「誰かさん」となって「ちいさい秋」と共にめぐりゆく人となっていたのではないかという気がする。そういう気配なのである。だからこそ、彼女らとの出会いに私は「ああ」と声を漏らさずにはいられなかったのだ。

一種の対人恐怖

人がそのようなたたずまいでいられるということはどういうことなのだろう。人とはもっと互いに感情をぶつけあったり、競争しあったり、共同作業をしたり、愛しあったり、時には裏切ったりするような存在ではなかったか。

彼女とその家族のあり方はこのような人間どうしの絡み合いからは遠く離れたあり方である。

ひとまず、これもまた一種の対人恐怖であると言っておこう。あえてそのように捉えることによって新たな視点が生まれることを期待して。統合失調症は精神病レベルの疾患であり、対人恐怖症は神経症レベルの疾患であり、両者を混同するべきではない、という考え方は神経症概念が等閑視《とうかんし》されるようになった今でも精神医学界の常識としては残されている。しかし、精神病レベル、神経症レベルという二分法的発想から離れて目を凝らしてみてはじめて見えてくる光景もまたあるはずだ。

「誰か」恐怖

統合失調症患者は確かに人を恐怖する。人を恐れ、人を避けようとする。しかし彼らが恐れるのは人そのものではない。後に示すように、一対一の対人関係なら、あっさりとした水のような関係を作ることも可能である。

統合失調症患者が恐怖する人とは、「誰か」である。統合失調症患者は、人と接するときにこの「誰か」そのものをありありと感じてしまう。「誰か」が得体の知れないものとして患者に差し迫ってくる。その個別性を知り尽くしているはずの親しい人々ですら、その顔がどこの誰でもない「誰か」の顔に入れ替わる。街に出ても、以前はそれほど気にも留めなかった多数の「誰か」たちが、圧倒的な影響力を帯びて彼の周囲を意味ありげに回遊しはじめる。気がつけば彼自身の内部にもこの不気味な「誰か」が巣食っている。無数の「誰か」の海が渦を巻く深淵となる。統合失調症患者はこのただならぬ「誰か」に深い恐怖を感じて立ちすくむ。「誰か」は患者に対して「お前は誰か（でしかない）」と断定し、同時に「お前は誰か」と問いつめるという厳しい二律背反をつきつける。統合失調症の対人恐怖は、正確に言うならこのような「誰か」恐怖である。

これは統合失調症の負の側面であり、同じく無数の「誰か」の海の持つ負の側面でもある。

多くの人は、無数の「誰か」の海などには無頓着であり、ときどきふと気になる程度である。日常のあれこれにまぎれながら、時折その海から届く波音を耳にしてふと立ち止まる程度でしかない。一部の人だけがこの海の存在に気づき、日常の生活よりもこの海のうねりや高なりやひびきあいなどに心を配りはじめる。それらに対して無頓着ではいられなくなる。統合失調症患者はいやおうなくそうなってしまう人たちである。もちろん、無数の「誰か」の海には正の側面もある。そのことは後に示す。

「クモの糸」恐怖

統合失調症患者は、一個人という足場からこの「誰か」の海に横滑りしていく。「おまえは誰だ」と問われ「わたしは○○だ」と規定する構図から逸脱してゆく。この逸脱そのものに恐怖があるとは思われない。この横滑りにはむしろ快楽があるように見える。

彼らが恐怖するのはむしろ人の世の人間関係である。統合失調症の対人恐怖は「誰か」恐怖であると先に書いたが、さらに踏み込めば、それは人と人とが自然に交わしている「人間的」なコミュニケーションへの恐怖である。人の世の人間関係はどうしてもどろどろしているし、ネバネバしている。粘っこいクモの糸のようなものが縦横に張り巡らされている。繊細な人なら、ささいな交流の中にも、羨望、嫉妬、自慢、驕慢、誘惑、籠絡《ろうらく》、権力闘争などを嗅ぎ取ることができる。相手が常識的な人物であればあるほど、挨拶を含めた日常的で何気ないコミュニケーションの中にですら、ささやかな対人的操作術や、交渉術が埋め込まれていることを感じ取るだろう。それらの術は人間関係を円滑にするためには必要不可欠なことであり、「誰でも」が行うマナーであるが、「誰か」の海に横滑りする統合失調症患者にはそのような人間関係の網の目が患者を絡め取るクモの糸のように感じられる。その糸はいつしか鉄格子となって患者の行動を本当に縛ることにもなる。

主治医の言葉

次に、被害的内容の幻覚妄想が強まって強制入院させられたばかりの患者と主治医との緊迫したやりとりを示そう。

「薬飲んでも治らない」、「電波で身体が悪くなる」、「入院したらよけい悪くなった」、「だまされて入院させられた」、「病院ばっかり儲けてうちは金なくなった」、「隔離室に入ったことで傷ついた」、「すみませんではすまない」と患者は訴えた。主治医は次のように言った。

「薬さえ飲めば症状が消えるとは考えていません。でも薬も今のあなたにとっては大事なんです。あなたにはありのままの自分を認めてほしいし、そういう自分を許してほしい。あなたにも味方があることを知ってほしいのです。そのことによる安心感にあなたが包まれることを目指して、その手伝いをしたいと思っています。うまくいけば薬は減らせると思います。入院前よりも心のゆとりができるようになれば退院してもらえるので、少なくともあと3カ月は頑張ってください」。

安心と押し問答

さまざまな受け取り方があると思われるが、この主治医の言葉はどのように響くだろうか。中井久夫は統合失調症患者への精神療法的接近(1)としてまずは患者に安心を贈り続けることの重要性を指摘している。それは治療者が治療者としての揺るぎない同一性と現存性の下に患者の気持ちを汲むことである。この主治医はこの中井の教えに忠実に従っているように見える。

しかし中井は続いてさまざまな「躓きの石」について語り始める。押し問答もその一つである。患者の「わかってたまるか」、「断固として説得されまい」という絶望的な決意の結果押し問答になることがあるが、その場合、治療者は一方では「いかに精神科医であっても他者の内面はそうわからないこと」を保証する必要があり、さらに「いいたくないことは語らなくてもよい」保証を与える必要がある。治療者の「あせり」もまた「押し問答」を導く。治療者もその秋（とき）が来るまで待つ必要がある、と中井は言う。その言葉に照らせば、この主治医はあせっているように見える。

首を絞める真綿

薬が効かないこと、強制入院させられていること、病気が治らないことなどへの抗議をしているこの患者に対してこの主治医は自らの治療の考え方をわかりやすく説明し、粘り強く説得しようとしているように見受けられる。主治医の真摯な気持ちと熱意が伝わってくる。主治医には、患者に対して強制的な治療を行っていることについての引け目があるだろう。確かに薬さえ飲めばすべてが解決というわけにはいかない。副作用もある。飲むのを嫌がる患者に、それでも飲むように強要することは、患者もつらいだろうが医師もつらい。「強制」を連想させるような言葉を巧妙に避けて、いろいろな角度から内服のお願いを続ける。引け目がある分、言葉に力が入り、熱がこもる。それは強制入院までさせて引き受けた主治医の使命感でもある。

私も精神科医なので、主治医の気持ちは痛いほどわかる。さてこの気持ちは患者にはどのように伝わるだろうか。

主治医が苦しまぎれに（あるいは自信を持って）語っている言葉は、患者を自身の手の内に囲い込もうとする意図に裏づけされている。暖かくやさしい言葉遣いを駆使することによって主治医の思惑を実現しようとしている。勢い余って、ありのままの自分を認めること、味方があることを知ること、安心感に包まれること、心のゆとりができること、少なくともあと3カ月は入院が続くことなどを軽く強要している形になってしまっている。先に触れたように、このような交渉術そのものを統合失調症患者は恐怖する。真綿で首を絞められるような閉塞感である。

あっさりとした二者関係

ではどのような関係を作るのがよいのだろうか。内海健[2]によると、統合失調症の治療者には「率直さ」、「屈託のなさ」、「底意のなさ」、「表裏のなさ」、「気のおけなさ」などを身につけておくとよいという。そして治療者と統合失調症患者との二者関係を次のように記述する。「それはまず、ある種の『インテンシヴ』と銘打たれる治療において繰り広げられるような、濃厚さやかまびすしさとは対極にある。確かに排他的であり、他人が介入する余地のない関係が形成されるが、むしろ静かであっさりとしているように見える。少しでも感ずるところのある者であれば、そっと見守ろうという気にさせる雰囲気が醸成されている。要求がましさはなく、ましてや四六時中のホールディングなどのごときものとは無縁である。会話はなされるが多くの場合低いトーンでなされ、あらたまった内容はさしてない。当事者には気付かず傍らからはよく見える転移や操作性は認められない。いわゆる転移はまず起こらないとみてよいだろう。なぜならそれは本来三者関係の中に依託的に忍び込むものだからである」

このような二者関係ならクモの糸は絡まない。恐れることなく、無数の「誰か」の海を漂うことができる。

素の時間

統合失調症の臨床では、医師と患者との対話も病的言動をめぐるものに終始する場合がどうしても多くなるが、その中にでも時折、思いがけず自然な対話がなされることがある。その瞬間、患者はふと病気から抜け出してきて、普通の人になり、精神科医もまたふとその役割を解かれてただの人になる。そんな決定的な時間を樽味伸は「素の時間」と呼んだ。[3] そのような時間は「ちょっと遠くから目にしておくこと」が大切であり、決して覗きこんではいけないという。

「それは壊れやすいものであるからこそ、そういう時間にめぐりあうのは幸運なことであり、それでも少しずつそういった時間が積もっていけば、なにか自然な安心感、少しだけの親密さ、揺らぎにくいおもり（＝錘？・お守り？）となってひっそりと機能する事になりはしないだろうか、と考えるに留める」

このような治療者側の感覚もまた、クモの糸を溶かす働きがあるだろう。

「素の時間」に入ったときの患者は、「決して別人になった感じを与えるわけではないのだが、一瞬雲間が切れて向こうの風景が流れている（来る）、あるいは弱い電波に一瞬チューニングが合い音が流れている（来る）というような印象」になる。そしてそのうちに「素の時間」は「具の時間」（日常的で騒々しい時間）の向こうにまぎれこんでしまい、患者は再び廊下を行ったり来たりし独語し出口のない妄想を訴えるようになり、それまで感じていた手がかりのような感触は消えてしまったという。

「素の時間」の中では、治療者と患者との関係は「『治療者―病者』の関係から離れていき、それは少し距離を置きつつも『話し手と聴き手』の関係に単純に還元され、互いの（社会的）役割は極度に薄れていく。そしてその『語り―語られ』の時間と雰囲気は、話題によって変化はあるものの一般に、柔らかいものとなり漂うように流れ、過ぎて行く」。そのような時間が過ぎ去った後、「治療者は白衣を来たまま取り残される」。

ここにも、無数の「誰か」の海にたゆたう患者と医師の姿がある。

顔の輝き

冒頭にあげた女性患者は定期的に通院をはじめた。

非定型抗精神病薬の使用により病状に改善がみられてきた。なにより表情が出てきた。はにかむような笑顔がこぼれるようになり、顔が輝きはじめた。

いつものことながら、統合失調症の回復過程を目の当たりにすると私の胸もときめかずにはいられない。そこには初々しく瑞々しい時間が流れている。人間がここまで輝くことができるのかという驚きに何度もとらわれる。[4] それはクモの糸を払拭した人間の輝きである。この輝きもまた統合失調症がもたらす恩寵であろう。

多くの患者は、ある程度この輝きを保ったまま社会に復帰する。この輝きは社会の中でもそれなりに認知され、大切に扱われることが多い。人は誰でも「ちいさい秋」を見つける「誰かさん」を心の中に住まわせているだろうから、そのような人々に支えられて患者達は社会に迎え入れられる。

だーれだ？

人の背後から忍び寄ってぱっと目隠し、「だーれだ？」と問う悪戯がある。ちょっとした「誰」との戯れである。このようなお遊びは他愛のないものだが、「誰」の世界に本格的に足を踏み入れると大変なことになる。そこには底知れぬ恐ろしさが口を開いている。しかし同時に思いがけないほどの初々しさと瑞々しさに出会うことにもなる。後者は無数の「誰か」の海の正の側面であり、それは内海の言う二者関係、樽味の記した素の時間、回復期の患者の顔の輝きなどに見ることができる。あらためて、この海の負の側面である対人恐怖が、「誰」恐怖であり、さらには「クモの糸」恐怖であることが考慮されるとよいだろう。そして最後に付言するならば、「誰だ！」という切迫から「だーれだ？」という軽やかさへと舵を切るチャンスを伺うことも統合失調症臨床のコツの一つではないかと私は思う。

提示した症例の内容には、臨床的リアリティーを損なわない範囲で大幅に変更を加えている。

（1）中井久夫『著作集2巻　治療』岩崎学術出版社、一九八五年
（2）内海健『スキゾフレニア論考』星和書店、二〇〇二年
（3）樽味伸『臨床の記述と「義」』星和書店、二〇〇六年
（4）杉林稔『精神科臨床の場所』みすず書房、二〇〇七年

●「統合失調症の対人恐怖」について

「中年の面接」と同じ雑誌からの依頼で今度は「対人恐怖」特集。私に与えられたタイトルは「統合失調症の対人恐怖―誰におびえているのか」。対をなすように「発達障害と対人恐怖―何におびえているのか」というタイトルが並んでいました（こちらは田中究先生担当）。これは明らかに編者・黒木俊秀先生からの挑戦です。このタイトルにはすでに、統合失調症患者は他者の人間性そのものを恐怖し、発達障害患者は他者のモノ的な部分におびえる、という認識がありま す。確かにその通りだと思い、「誰」という言葉を極力活用した文章をこしらえてみました。「誰」だけでは、統合失調症患者が恐怖する人間性を掴みきれないので、「クモの糸」という言葉も加えました。「クモの糸」のように絡みつかない人間性であれば統合失調症患者も歓迎するはず、ということを内海健先生、樽味伸先生を引用して示しました。

統合失調症の過ぎ去り

こころのよわさ

まずは次の詩[1]を読んでいただきたい。

壺　　蔵原伸二郎

千二百年前に
一人の陶工が残したイメージが
暮れなずむスカンポのやぶに
ころがっている
スカンポの根は夕焼け色だ

その人の創ったこの青い壺の形象から
そのひとの姿がかすかに浮かびあがる

その人は夕焼けいろの草むらから
音もなく立ちあがったとおもうと
びっこをひきひき
千二百年の時を逆に歩きだした

荒川洋治は次のように書いている。(2)

この詩がおもしろいのは、〈創った人〉がただ歩きだしただけではなく、それが千二百年前へ向けて戻っていくというところにある。いったいどうして戻るのだろう。(中略)フィクションを書いても、なんだかしらないが、そのフィクションについて、もうひとつ自信を持てないところがあるのだな、その虚実を分ちきれないところに詩人の思いがある。(中略)蔵原伸二郎の詩には、虚を虚として見定めきれない、こころのよわさといったものがうかがえる。引き返すのは、そのあらわれかもしれない。

奇跡のように現れたかと思ったら、とぼとぼと引き返していくその人。こころがよわいゆえに引き返す。夕焼けの中で、千二百年がゆらめいている。

過ぎ去る患者

精神科病床を持たない総合病院精神科で診療している私にとって多くの統合失調症患者はいずれどこかに行ってしまう人たちである。
たとえば、身体疾患の治療のために内科や外科に入院してきた患者に対して私たちはコンサルテーション／リエゾンとしてかかわるが、身体疾患の治療が済めば彼らは元の精神科病院に戻ってゆく。

まれに初回発症の患者が外来を受診することがあるが、不穏・興奮が強く、精神科病院への入院先探しだけが仕事となる場合が多い。なんとか外来で維持できる場合もある。それでも二度目、三度目の再燃を経て、結局は精神科病院に転院をお願いすることになる場合も少なくない。

逆に精神科病院から転医してくる患者もある。彼らは慢性期でそれなりに安定している場合が多い。

精神科病院で臨床をしていた頃、何らかの理由で来なくなった患者に対しても、「いずれまた戻ってくる」という不思議な確信があった。多くの場合、病状が悪化するとさまざまな圧力が患者にかかり、以前治療を受けていた精神科病院に戻される。患者にとってはあまりありがたい話ではないだろうが、私は「はいお帰り、待ってたよ」と構えることができる。入院すれば、看護、作業療法士、PSWなどさまざまな職種が患者の統合失調症の改善に取り組んでくれる。レクリエーションやさまざまな病棟行事も含めて、毎日、治療のためにデザインされた日々を過ごしていただける。

それに反して、無床総合病院精神科で出会う統合失調症患者には「いずれはここを過ぎ去ってしまう」という予感を強く感じる。病状が悪化しだしたら精神科病院への入院の手配を考えなければならない。入院病棟もデイケアも作業療法もレクリエーションもPSWも持たずに外来診察だけで統合失調症をフォローすることは小舟で大海に漕ぎ出すような心地にもなる。いつ過ぎ去るとも知れない人とのかすかな絆を〈床〉として、限りなく〈無床〉に近い〈臨床〉が流れる。

精神科病院では統合失調症をみんなで取り囲むことができるが、それでも統合失調症はそのような包囲網からするりと抜け出してしまう。そうであっても患者の身柄だけは囲い込んでおける。患者を人質にして、統合失調症という現象との鬼ごっこを続けることができる。

総合病院では患者を人質にできない。統合失調症という現象がはっきりと見えてきた途端、私たちの目の前を通り過ぎて行ってしまう。

ほんのちょっとした点でつながっておくしかない。

ちょっとしたあいさつ、ちょっとした会話。ちょっとした会釈、ちょっとしたしぐさ。そのようなものでつながっている。ただそれだけ。

見学者から「どんな治療をしているんですか」と聞かれて「ああただ薬出しているだけ」と自嘲気味に答えるしかないような何かによってつながっている。

樽味伸はその「何か」を明るみに出そうとした。(3)

本人が望まない入院時の、あの急速に変転する状況の中では、「保護」も「傾聴」も、そして「支持」も明確なかたちでは存在しえない。そこにあるのは、張りつめた線に危うく乗っかっている「やりとり」の感覚のみである。そのぎりぎりの線の上で、さまざまなことがらが、多くは制御できないままに流転していく。その激流のなかで、「やりとり」のひとつひとつは、そこになんとか差し込まれる櫂の動きである。（中略）そうして「やりとり」は「保護」や「傾聴」と私たちが自らに期待して呼ぶようなものに、ほんの少し近づくことになるかもしれない。（中略）ここで形作られるのは、私たちにとっても彼らにとっても、なにかの素地に過ぎない。

それは『支持』の素地であるのかどうかさえまだわからない、たぶん新しい素地である。少し医療の色はついているけれども、ほかのものにも開かれている。

もしも急性期のあとのゆったりした入院療養継続に意義を探すとするならば、それは、生活上の変動の少ない構造化された環境が可能にするかもしれない、その素地へ織り込まれるゆるやかな時間の要因であろう。そこで厚みを増した素地は、私たちにとっては、基材の露出してしまった「やりとり」を再び被覆してくれる緩衝材となり、彼らにとっては自身を護る皮膜となるように思われる。（中略）たぶんそれは退院後もゆるやかに彼らの裡で層をなしてゆく。（中略）再発したその人を前にして、そのような層にふと気づいたとき治療者は、〝いつかどこかでだいじに治療された人〟としてその人を感じ、そしてその層をなんとかだいじにしていこうと意識する。その治療者の意識は、できるだけ〝支持の層〟を踏み荒らさぬように、注意深くさせる。（中略）私たちがもしも「支持的」であろうとしたいならば、まずするべきことは、その層を踏み荒らさないように、慎重にだいじにしていくことではないか。（中略）統合失調症者に対する「支持」とは、その人が〝だいじに治療された人〟であることにときどき気づくことである。

エレメントの思想

エレメントという概念がある。それは古代ギリシア哲学にさかのぼる。万物の根源に何があるか。タレスは「水」と答えたが、エンペドクレスは、火、空気（風）、水、土という四つのエレメント（元素）によって万物が構成されているとした。これは四元素説と呼ばれ、プラトン、アリストテレスにも引き継がれてゆく。

古代中国の陰陽（おんみょう）五行説［五行：木火土金水（もくかどごんすい）］と類似する概念である。

近代科学の発達によりこれらの概念の科学的根拠は失われたが、非科学・非合理的な思考方法の一つとして現代でも地下水脈のように受け継がれている。

哲学の領域に限っても、メルロ＝ポンティ、バシュラール、レヴィナス、ドゥルーズらがこの概念に注目している。いずれも近代合理主義的な考え方に激しく抵抗した哲学者であった。

レヴィナスの文章を見てみよう。(4)

環境とは所有不能で本質的に「誰のものでもない」共通の基底ないし領域である。たとえば大地、海、光、都市といったものがこの基底である。どんな関係や所有も所有不能なものの只中に位置づけられている。この所有不能なものを内包し包摂することはできない。この所有不能なものは一方的に内包し所有するのだ。われわれはこの所有不能なものを元基態（エレメント）と呼称する。（一九三頁）

元基（エレメント）はただ一つの側面しか有さない。海や畑の表面、風の前線といったものがこの側面である。ただし、こうした面（おもて）の背景となる環境は諸事物によって組み立てられるものではない。環境はそれ固有の次元、つまり深さにおいて展開されるものであり、この深さを元基（エレメント）の面（おもて）の拡がりに、その幅や長さに変換することはできない。たしかに、事物もまたただ一つの面（おもて）しか差し出さない。けれども、われわれは事物の裏側に回ることができるし、そのときには裏が事物の表と化す。事物に対する視線はすべて等価である。元基（エレメント）の深さはこの視線を引き延ばし、大地と天空のうちに消失させる。（中略）われわれは元基（エレメント）のうちに浸っているのである。元基（エレメント）に、私はつねに内在している。（一九四頁）

このように、エレメントという用語には、自然と人間とを区別する科学的合理主義から離れて、自然界全体を巨大な生命体と捉え、人間の精神も身体も、すべてがこの自然生命体によって作り上げられているという発想が込められている。このような考えをエレメントの思想としておこう。

内海健は緊張病性エレメントという概念を提唱している。[5]

まずはエレメントという用語を使用する理由について。

ここであえて「エレメント」という不確かな術語を用いるのは、実体化を免れる戦略に他ならない。それは、一瞬のそよぎ、あるいは電光石火のようなものであり、出現するやただちに姿をくらまし、気付いたときには懐深く飛び込んでしまっているのである。このエレメントは、緊張病においては例外的に、無機質的な固体性の中に、奔流となって迸るという様態をとる。まさに現前不可能なものの現前であり、「それ」、「あれ」としか言いようのないものである。幻覚や妄想が、認識空間的モデルによる説明に比較的なじみやすいのに対して、このエレメントには時間の要因が不可欠であり、より根源的な様態である可能性を持つものである。(六一頁)

この文章から、「緊張病性エレメント」という用語には、先ほど呈示したエレメントの思想が流れ込んでいると見てよいだろう。

次に、緊張病性エレメントそのものについての説明を見よう。

まず最初に、このエレメントにおける主体の同一性障害がどのようなものか見ておこう。コギトが時間化されないということは、それ自体は不可能ではあるが、コギトの本来的に尖端的な事態に主体が立ち会うことを示している。すなわち、主体は時間の最「尖端」に留まり続けねばならず、過去からの確かな支えもなく、またいかなる予見も成り立たないという、ただ「今―ここ」だけの状況に晒されている。彼はつねに予測できない力の一撃に脅え続けねばならない。端的に言えば、ここでいう同一性障害とは連続性にかかわるものである。このことは、事実的にはシニフィアンの変容のなかに証左を持ち、その「モノ化」によって代償されていることはすでに述べた。「モノ化」による代償は、このエレメントにおいても基本的な機制であり、言語的領野だけに留まるものでない。実際、より直接的には身体において顕著に認められ、単純な動作をくりかえす常同性、そしてとりわけ凍りついたような無動性という形をとる。すなわち主体はおのれ自身をモノ化するのである。（九一―九二頁）

時間体験の障害は、同一性障害の場合と同様に論ずることができよう。分裂病者における時間は「寸断」と「停止」という一見矛盾した様相が同居していることによって特徴付けられる。これは尖端性と円環性の相克した状態を反映したものにほかならない。コギトの時間化が成立しないとき、彼らの現在は、過去および未来の差延的な働きによって現成化されることがなく、広がりのない孤立した点的な「今」の連なりとなるだろう。そしてつねに尖端性による「寸断」によって脅かされ続けるだろう。もちろん例外的事態を除いて、実際に時間が寸断されることは起こりえることではなく、やはり「モノ化」によって代償されている。すなわち彼らはさまざまな「モノ化」を通して、時間を凍結し停止させるのである。

この凍結された時間は、「事物の時間」とでも呼ぶべきものである。それは「モノ化」によって、尖端性の到来しうる一切の「間」を無理矢理に塗り込めてしまう。この時間性は、円環性における論理的時間とも異なり、尖端性とのいかなる共応もない。尖端の超出と円環の閉鎖。この両者の織りなす共応するリズムこそが通常の時間を形成し、経過の感覚を与えるものである。それゆえ「事物の時間」においては、時が進んでゆくという感覚も、時が過ぎ去ったという手ごたえも、持つことはできないであろう。時間を短く感ずると同時に長くも感ずるという矛盾は、このように説明することができる。

「緊張病性エレメント」における時間の様態は、次のように要約することができよう。過去に関しては、時間が着実に堆積し、歴史を形成していく感覚を持つことができない。そして過去とも未来とも断絶した現在は、石のように凝固するか、その一方でたえず寸断される脅威に晒され続けるのである。

（九三―九四頁）

難しい内容だが、直観的に理解してみよう。

緊張病性エレメントが侵入すると人間はこんなふうになってしまうということなのだろう。言葉にするといかめしく、恐ろしいが、これもまた、「大地、海、光、都市といった」われわれを内包する自然としてのエレメントの一つであると理解してもよいだろう。

先に示した樽味の素描は、打ち寄せる緊張病性エレメントの波をかいくぐり、別のエレメントにもぐりこむための方策であると見ることができる。樽味は、「素地」といい「素の時間」という、決してその裏側には回りこめない「深さ」において展開するエレメントのレベルを精密に捕捉しようとしていたと言えるだろう。

引き返す私

総合病院で診ている患者の中には愚痴を言う患者も少なくない。愚痴をポロリとこぼすくらいならよいが、ここぞとばかり愚痴のオンパレードを展開する人もいる。愚痴は「言っても仕方のないことを言って嘆くこと」。愚痴を言い募る患者は相手を捕まえたら離そうとしない。出口のない時間の沼にひきずり込もうとする。すべては過ぎ去らない。人間はそこにどっしりと居座っている。

統合失調症の患者はまず愚痴をこぼさない。我慢しているという様子でもない。時に怒りを表出することはあっても、グチグチとなにかをこぼし、かこつことはない。「過ぎ去る」彼らは「歎き」を知らない。

統合失調症と出会うには、私たちは引き返さなければならないのかもしれない。「過ぎ去り」という現象に対しては「引き返し」という作法がふさわしい。居座らずに引き返すこと。今日から昨日へと引き返すこと。プロから素人へと引き返すこと。そういう「こころのよわさ」を身に纏うことが重要なのかもしれない。

樽味伸と谷川俊太郎

私は樽味の論文集の書評で次のように書いた。(6)

樽味の同期入局で、樽味と近しかった松尾（信一郎）は本書の編集後記で、樽味が実は、常に怒っていたと書いている。

「彼は常に怒っていた。世の中の理不尽に、弱者を貶める人に対して、筋の通らない、男気を欠く行為に対して。彼の発表の源はそのような〈義〉を欠いた物事に対する怒りであったように思う。」

しかし樽味は自らの怒りで「そのテーマに関わる誰かを不快にさせたり、憤らせたりする事」を許さなかった。彼は「毒消し」と称して、怒りや憤りのこめられた初原稿に手を入れて「毒消しバージョン」を作成したという。その時の彼の顔は「少なからず悲しげな表情」であった。

友情に満ちた松尾の文章によって「他人」には見せなかった樽味の一面が「記述」された。おかげで樽味についての私の印象が、すっとひとつにまとまった。友人である松尾の「義」によってこの記述が保証されている。


私は後に、この見解への批判を間接的に知った。それは樽味の治療を受けていた患者からのものだった。その人によると、樽味の推敲行為は、上記のような他人を傷つけないための「毒消し」ではなく、樽味が敬愛する谷川俊太郎のような表現を獲得するために、樽味自身が納得できる表現を探そうとして推敲していたはずだという指摘である。

私はなるほどと思い、あらためて樽味の言葉と谷川俊太郎の作品との共通点に思い至った。

谷川俊太郎（一九三一生）の作品を見てみよう。

まずは二〇〇六年一月に発表された「私」という連作詩の中の最後の詩。[7] 谷川はこの時すでに七十五歳。

私は私

私は自分が誰か知っています
いま私はここにいますが
すぐにいなくなるかもしれません
いなくなっても私は私ですが
ほんとは私は私でなくてもいいのです

私は少々草です
多分多少は魚かもしれず
名前は分かりませんが
鈍く輝く鉱石でもあります
そしてもちろん私はほとんどあなたです

忘れられたあとも消え去ることができないので

私は繰り返される旋律です
憚りながらあなたの心臓のビートに乗って
光年のかなたからやって来た
かすかな波動で粒子です

私は自分が誰か知っています
だからあなたが誰かも知っています
たとえ名前は知らなくても
たとえどこにも戸籍がなくても
私はあなたへとはみ出していきます

雨に濡れるのを喜び
星空を懐かしみ
下手な冗談に笑いころげ
「私は私」というトートロジーを超えて

私は私です

次は、一九六八年の詩集『旅』より。(8) 谷川三十七歳の作品。

旅 1

美しい絵葉書に
書くことがない
私はいま　ここにいる

冷いコーヒーがおいしい
苺のはいった菓子がおいしい
町を流れる河の名は何だったろう
あんなにゆるやかに

ここにいる　私はいる
ほんとうにここにいるから
ここにいるような気がしないだけ

記憶の中でなら
話すこともできるのに
いまはただここに
私はいる

谷川の詩は、「私」というものをどこまでも問い続けながらも、決して観念的になることなく、また淀んだり濁ったりすることなく、静謐で透明度の高い作品となっている。

樽味の文章は、「慢性期の病者の『素の時間』」から引用してみよう。(9)ある患者に訪れた「素の時間」を記述するために、樽味は患者の入院している病院の概要の記述から始めた。

私立、医療法人。九州の地方都市にあり、その中心から車で十五分ほどにある。当地の精神科病院の中では交通の便はよい部類で、古い幹線道路沿いにある。高度成長期に造られ、この地では古参の病院のひとつである。

隣は敷地の広い食品加工場、裏手には大きな川と畑、そして近年は中古自動車店などもできている。川の土手は整備され、ジョギングする人や自転車に乗った人が行き来する。一部の病室からはそれが見える。春には菜の花が咲き、ツクシが出る。隣の工場は移転が決定し大規模な取り壊し工事が始まっており、その音は病棟にも一時はよく聞こえてきていた。

病院のまわりは木が植えてあるが、鬱蒼とした感じではなく、門から玄関まで、少し道路から引っ込んで長くとっている以外は、とくに隔絶された印象は受けない。敷地自体は広く、テニスコートと作業療法棟、デイケア棟、物置、職員住宅などが外周に並び、中心に三階建ての病棟が建っている。その病棟に囲まれるようにして小さい中庭があり、猫が住み着くこともあった。猫好きな職員が半分困りつつ世話をしていたが、給食室が傍にあったこともあり賛否両論で、多くは職員が連れて帰って飼ったりしていた。

まだまだ続く。病院の雰囲気を記述するために、さらに五倍の紙幅を樽味は割いている。

谷川の詩と樽味の文章から共通して感じ取れることは何だろう。

両者は、誰もが感じてはいるがうまく言葉にできないもの、通常の言葉や論理では掬い取れないもの、そういうものを、平易な言葉を使ってすーっと掬い上げる。ちょっと手元が狂えばすぐに変形してしまいそうなものを研ぎ澄まされた言葉だけを素材にして写し取ってゆく。多すぎる言葉はものごとをすぐに変形してしまうことを知らされる。少ない言葉ゆえの豊かさを思わせる。言葉になりにくいものは容易に過ぎ去ろうとする。それを言葉で掬い上げようとするとき、私たちは言葉の素肌にまで引き返さなければならない。そのようなことを谷川の詩と樽味の文章から私は感じ取る。

症例

●Kさん　二十歳女性

中等度精神発達遅滞がある。二年前から、何もないのににやにやしたり、黙りこくったりするようになった。自閉的となり、時折不可解な言動をとるようになった。受診時はどこか遠くを無表情のままじっと見つめているのみで、こちらから話しかけても返事をしてくれないことがほとんどであった。

最近の診察では、珍しくひっきりなしに独語していた。囁くような声で、半分目をつむりながら、割合早口で話し続けていた。表情はうれしそうで楽しげであった。こちらからコミュニケーションを仕掛けても、やんわりと避けられた。いつもの遠くを見つめた無表情も印象的だがその日の独語空笑も印象的だった。若いのに、なんて味のある顔をするんだろう。私たちが忘れてしまったような神話的な顔がそこにあった。なんとも言えないような風貌。私の全身の力を奪うような、そして同時にふつふつとした力を与えられるような不思議な感覚。

その後、入院治療できる病院に転院。本当に過ぎ去ってしまった。

●Yさん　四十五歳男性

長年フォローしている方。前医に不信感を抱き私と出会った。「やる気が出ない」「顔が熱くなる」「頭の中が空洞になったみたい」などの訴えがあり、当初は神経症性のうつ病と考えていた。かなりナイーブなところがあったがそういうところをうまく汲み取ってあげることで彼との波長が合い、彼は私を信頼してくれた。私の遠方への転勤にもついて来た。うつ症状は続いていたが仕事は続けていた。よく愚痴はこぼしていたが、この患者は休ませない方がいいと感じて、できる限り仕事を続けるようにサポートを続けた。患者もよくそれに応えてくれていた。

しかし数年前に、幻聴体験出現。夜中に大声で叫んだり、急に家を飛び出そうとしたりするようになった。あわてて抗精神病薬追加。それにより病的体験は沈静化したが、幻聴は残っている。仕事の事等、気になることが声になって聞こえている様子。

その後も、患者は月一回律儀に通院を続けている。報告されることは、昨日眠れたかどうか、腰痛の具合がどうか、などのささやかなこと。それだけを話して、また帰っていかれる。私は何年もの間、統合失調症を疑うことなく、初診時の「ナイーブな青年」というイメージのまま、なんとか仕事を続けられるようにサポートし続けるつもりでいた。それゆえ、急性発症のエピソードは私にはショックだった。その目で振り返れば、患者にはすでに確実な陰性症状が何年も前から出ていた。思路がどことなくまとまらない感じ、全体的なビジョンがなかなか持てない様子、感情表出があるにはあるがぎこちなく平板的であったことなど、振り返ってみればこの患者は私が出会った時から統合失調症を発症していた（あるいはその前段階にいた）のである。

私は忸怩たる思いを抱いたが、その後の患者は、それまで抱いていた就労についての焦燥感が消えて、のんびりと穏やかな様子になった。ピリピリした感じがなくなった。腰痛と睡眠についてやや心気的にこだわり、それらのせいで仕事ができないことにどこか安堵しているようだった。私も就労への圧力をかけることはやめた。「ゆっくり、のんびりしましょう」と繰り返した。私が今まで言ってきたこととは逆のことだ。患者はやや怪訝な顔をしながらも、今までと同じように私のアドバイスをそのまま受け入れてくれた。

彼の風貌も味わい深い。のっそりとした身体の動きにあわせて、どことなくユーモラスな表情がいつもそこにある。ちょっと笑ってちょっと驚いているような顔。すべてを知っているようでいて何も知らないようでもある。じっと見ているといろいろな表情が読み取れるような気がするが、実はかなり無表情である。そういう顔を持って彼は生きている。彼の風貌が浮かぶと、小賢しい心情が吹き飛んでしまう。私は彼によって抗いようもなく癒されてしまう。

風貌の臨床

風貌とは、広辞苑によると、「風采と容貌、すがたかたち」。風采とは「人のみかけのすがた、ふうてい」。容貌とは「顔かたち、みめかたち」。

「風」がついている言葉は他に、風雅、風流、芸風、風情などがある。「風」はおもむきやあじわいを意味している。

統合失調症の患者の風貌は、普通の意味での風貌を超えて、まさにそこに「風」が吹いている。吹いている風が容貌を写し出している。風は過ぎ去るものである。過ぎ去り続けるものである。過ぎ去り続けつつそこにありつづけるものである。凪ぐことのない統合失調症の風。その風のところまで私は引き返す。引き返すことによってしかその風を感じることはできないように思う。そうするうちに私にもそれなりの風貌があらわれるかもしれない。治療らしい治療はできなくとも互いの風貌を交換しあう。ただ常同的で形式的な会話のようで、またすべてのはじまりであるかのような短い会話。私も患者もこれらの裏側に回ることはできない。私はこれらの風に包まれそれによって生かされている。統合失調症患者と出会うときに決まって立ちこめてくるこのエレメントをスキゾフレニアエレメントとでも呼んでみよう。それは内海の緊張病性エレメントほどドラスティックなものではなく（このエレメントは落雷のような激しさがある）、谷川俊太郎が長年の詩作によって追求し続けた世界、樽味伸の「素描」「素地」「素の時間」の世界、蔵原伸二郎の「壺」の世界にも共通するような「過ぎ去り」を旨とする、弱く脆く儚く茫漠たるエレメントである。

Ｋさん、Ｙさんの風貌にもこのエレメントがそよいでいる。

愚痴を言わず、居座らず、「私は私」というトートロジーを超えて音もなく立ちあがったとおもうと千二百年の時を逆に歩きだすような弱さをその本質とするエレメントを感じ取り、それに分け入ること。それも統合失調症の臨床のひとつのあり方であるということを言うだけ言って、引き下がりたいと思う。


本稿の内容は平成二十年六月二十二日、名古屋で開催された第十二回統合失調症臨床研究会にて発表したものである。

提示した症例は大幅に改変を加えている。

（1）蔵原伸二郎「壷」『近代浪漫派文庫二十九　大木惇夫　蔵原伸二郎』新学社、二〇〇五年
（2）荒川洋治「蔵原伸二郎の詩」『人気の本、実力の本』五柳書院、一九八八年
（3）樽味伸「統合失調症への支持、に関する素描」『臨床の記述と「義」』星和書店、二〇〇六年

（4）レヴィナス（合田正人訳）『全体性と無限』国文社、一九八九年
（5）内海健「主体と時間　緊張病性エレメント」『「分裂病」の消滅』青土社、二〇〇三年
（6）杉林稔「樽味伸のスローカーブ」『治療の聲』十二号、星和書店、二〇〇七年
（7）谷川俊太郎「私は私」『私』思潮社、二〇〇七年
（8）谷川俊太郎「旅1」『現代詩文庫　谷川俊太郎詩集』思潮社、一九六九年
（9）樽味伸「慢性期の病者の『素の時間』」『臨床の記述と「義」』星和書店、二〇〇六年

●「統合失調症の過ぎ去り」について

統合失調症臨床研究会という会があります。志を同じくする全国の仲間が年一回集まって統合失調症の臨床について熱心に語りあう会です。私は設立メンバーの一人です。二十年近く続いています。これはその研究会で発表したものです。掲載していただいた雑誌は松尾正先生が個人編集されているもので、何でも自由に書いてよいという編集方針ですので気楽に書かせていただきました。よそ行きにお化粧する前の、私の思考の素の状態がそのまま出ているようで気恥ずかしいのですが、これも一興と楽しんでいただければありがたいです。難解な部分もあると思いますが、読み飛ばしてください。ここでも大好きな樽味先生と内海先生の文章に頼っています。加えて、大ファンである荒川洋治さんの文章と、谷川俊太郎さんの詩まで引用してしまいました。好きなものに囲まれたおかげで私の言葉使いが自在になり、以前から表現したかった統合失調症患者の持つ独特の風貌をふわっと言葉の網にひっかけることができたように思います。

神話的時間と統合失調症

鶴見俊輔

鶴見俊輔という人は不思議な人である。名前だけはいろいろなところで見かけていたけど、最近まで私はこの人のことをよく知らなかった。

　私をこの人にぐっと引き寄せてくれたのは、『神話的時間』[1]という本である。当時私は精神科臨床における時間のありかたについて考えそれらを盛り込んだ著作[2]を出したばかりだった。当時の私の関心のありかたからして、飛びつかざるを得ない書名だった。ただしこの本を入手するのに一苦労した。出版元の名前が「熊本子どもの本の研究会」であり、ほとんど自費出版に近い書物だったからだ。

　読んでみて、正直なところ、あまりピンと来なかった。もやもやとした感覚が掻き立てられたが、それは明確な像を結ぶことなく、霧散してしまった。

つぎに私が鶴見に引き寄せられたのは、テレビのブックレビュー番組だった。鶴見が書いた一二五人分の追悼文を集めた『悼詞』[3]という本が紹介された。ネットで注文しようとしたが、京都のちいさな出版社が手がけていた本であったせいか、検索ができなかった。あきらめかけていた矢先、京都で粋な本屋さんとして有名な恵文社・一乗寺店でその本を発見した。目立つところに鶴見俊輔コーナーがあり、『悼詞』が平積みになっていたのである。この時期、河出書房新社の『道の手帖』シリーズで『鶴見俊輔』[4]という本が出て、巻頭になんと中井久夫との対談が出ている。中井の対談の場合、ほとんどは中井が一方的にしゃべる。しかしこの対談では中井が聞き役に回っていて、鶴見がしゃべりまくっていた。中井を聞き役にしてしまう鶴見俊輔ってどんな人なんだろう。そんな関心も加わった。

次に出会ったのがDVDである[5]。それはNHKのテレビ放送のために撮られた三時間を超えるロングインタビューであった。少年のような目をした八十六歳の老人が愛らしい笑顔や激しい情念を垣間見せながら闊達に語り続けていた。このDVDは、ネットで知り合った人物からぜひ観るようにと勧められたものだった。その人によると、私が著書に書いていることと、鶴見の言っている「神話的時間」や「永遠の欠片（かけら）」は大変似通っているらしかった。

永遠の欠片

「永遠の欠片」について鶴見はＤＶＤで次のように語っている。[6]

水木しげるが小学校に行ったときに、「人間ってみんな死ぬんだよ」と言われて、「うそ?」と思ったというんだ。その気分は、よく分るね。つまり、人間は、誰も彼もが死ぬということを、幼いときには分らない。だけど、その気分は八十六歳になっても、小さなかけらとして、自分がいま生きているという感覚のなかに残っているんだよ。いまの私は、自分の死が近いことを分っているんだけれども、にもかかわらず、自分がいま生きているという感覚のなかに、かけらとして永遠がある。

私はこの話を聞いて、高校生の頃の私を思い出した。当時私は「死とは何か」という問いにとらわれていた。死に限らず、「〇〇とは何か」という哲学的な香りのする言葉に惹かれていた。そんな折に、三木清の『人生論ノート』[7]に「死は観念である」と書かれているのを読んで、目から鱗が落ちたように感銘したことを今でも鮮明に覚えている。生きている人間にとって、死はどこまでいっても他人の死であり、自分の死は絶対的に体験不可能であり、体験的現実ではなく観念に他ならない。人間はいずれ死ぬというがそれはいったいどういうことなのか、自分が死んだら自分はどうなるのか、どうせ死ぬのに生きていても意味があるのか、などといった想念に漠然と絡みとられていた高校生の頭の中のクモの巣を、「死は観念である」という一言が一掃してくれたのだった。しかし「永遠の欠片」という言葉はさらに踏み込んでいる。それは、生は永遠である、という主張である。「自分が今生きているという感覚」の中に「永遠」があるという。

哲学史上の説に置き換えるとすると、ホワイトヘッドがこういうことを言っている。「いま、この建物が、どれだけの容積の立方体としてここにある、ということは説明できる。そして、この建物も、ものとしてはやがて滅びていく。だけど、この立方体に価値観が含まれて、いまここで感じたことが非常に重大だと感じたならば、それは永遠だ。つまり、永遠は、価値観を入れたときに初めて生じる。価値観を抜きにしたときには、それはない」と。私は、これを、「不滅について」という、彼のハーヴァード大学の最終講義でじかに聴いたんだ。“Exactness is a fake.” 精密さなんてものは作りものだ。

鶴見が「“Exactness is a fake.”精密さなんてものは作りものだ」と言ったときの凄い形相が忘れられない。物に価値観が入った時、それが永遠になる、というホワイトヘッドの思想は、ちょっと聞いただけでは何のことかよくわからないが、それを引用する鶴見のただならぬ顔つきを見てハッとなって、ストンと私の胸に落ちた。人間の生にとって、世界は価値観のるつぼである。価値観は主観的なものなので移ろいやすく流されやすい。あれよという間に消失してしまうものもあるだろう。しかしこのような変転きわまりない価値観こそが人間の生には不可欠なものでありまた人間に永遠に続く時間、不滅の時間を送り込むものなのだ。価値観抜きの、精密であるけど空疎な議論など人間の生を惑わせるばかりでろくなものではない。…このように私は理解した。

生きている感覚のなかに、永遠というのが、非常に小さな希望としてある。それが、生きているということなんだよ。

神話的時間

さて「熊本子どもの本の研究会」は、子どもに本を読み聞かせする母親たちの会であろう。彼女たちの企画によってなされた鶴見の講演（一九九二年）のタイトルが「神話的時間」である。他には、谷川俊太郎と工藤直子との対談（一九九三年）、佐野洋子と谷川俊太郎と西成彦との鼎談（一九九四年）が収められている。毎年このような講演会が開催されているようだ。子どもにとって本を読むことはどういう体験なのか、大人が子どもの本を読むことはどういう意味があるのか、そもそも子育てとは何か。子どもを持つ母親たちに向かって鶴見は語りかける。[1]

熊本子どもの本の研究会の会報の中に出てくるんですが、小国貴子さんという方ですが「息子が七カ月の頃から絵本を読んでいます。読むときは決してぐずることなく、どっかり膝を占領するようになりました」という。いや、七カ月だったらもう日本語の全構造がわかっているんですよ。「一歳前後から繰り返し読んでいる本は、食事の途中にでも口ずさもうものなら、食べるのを中断してしまって、その本を読めとばかりに突き出す」という。これですね。これが「神話的時間」です。

以下鶴見の見解を代弁してみよう。子どもは、親の生きる時間とは異なる時間を生きる。親が近代的な社会の中で意味あるものとして生きる時間は、この世の業績に関わる時間である。親は、「勉強しなさい」「こんなことをしていると○○さんみたいになるわよ」などと、ついつい子どもに言ってしまう。それは子どもに業績をあげさせたいからだ。親がそう思うのは、親の生きている時間が業績中心の時間、つまり近代的な時間だからである。

しかし、えてして幼児は、読んで読んでと繰り返し本を差し出す。同じ話を何度も聞きたがるだけではない。何度も自分で話したがる。近代的な業績時間からすれば無意味な行為に見えるが、子どもは「神話的な時間」に生きているのだ。ときには親も神話的な時間に入り込むことがある。子どもの本を読み聞かせしているうちに親がその本の世界にどんどん引き込まれていく。

物と自分との関係がピタッとなるとき、それは神話的な瞬間なんです。

物と自分との関係がピタッとしていない日常と、それがピタッとなる神話的な瞬間。これは「永遠の欠片」に通じる。近代的な時間は、このピタッとしない日常を、理想や道徳の力でピタッとなるように変えようとする。それは世界を貧困や病苦から（一部ではあれ）解放してきた。しかし死に対したとき、近代的な時間はそれを決して「ピタッと」受け止めることはできない。なぜなら死は「業績」にならないから。だから人間が死とともにあるかぎり、少なくともそこにおいては神話的な時間が再帰する可能性が残る。

何の中で人間は神話を生きるのかっていうのは、やっぱりその人それぞれなんでしょうね。自分の死を前にする時、神話的時間はもどってくる。自分の親しい人の死に会う時にも。

「七歳までは神の内」という。子どもは0歳でも言語の構造はわかっている。文字を知らないだけ。彼等は神話的時間にいる。彼等と話すことは、無文字社会から生まれた旧約聖書を読むことと同じ体験である。0歳の子どもが話しかけてくる時、0歳の子どもに話しかける時、われわれは神話的時間を生きることができる。そこに文学を読み解く鍵がある。

子どもは大人のした話をそのまま自分の話として話す。一つの言葉だけでいつまでも楽しむこともできる。神話的時間では話の持ち主は存在しない。話が誰のものとも考えられずに共有されている。それは自分が育つ時間であり、子どもを育てた時間であり、読み聞かせの時間である。そして、読書体験はその人にとっての神話としてその人に残る。

最後に鶴見は、柴田道子、乙骨淑子、今江祥智、佐野洋子という児童文学者たちに触れ、それぞれの困難な人生の中で神話的時間に触れた結果、素晴らしい児童文学が生まれた経緯を丁寧にたどってみせる。

その中には精神科医・神谷美恵子も登場する。鶴見がアメリカで出会った神谷の様子などが印象的に語られている。鶴見にとっては神谷との出会いも神話的時間であったという。

神話的時間の重層的意味

このように受け売り的代弁をすることはできても、すっきりと要約してしまうことはほとんど不可能だということに気づく。中井久夫の文章もそうだが、鶴見の語りは、一言一言に思わぬ含意があって、おいそれと飾いにかけられないのだ。最初に読んだときは、そのとりとめのなさに戸惑い、内容を過小評価してやり過ごしてしまった。もう一度しっかり読み込むようになってからは、読めば読むほど味わいが出てきて、すべての重要なことはここに語られている、とさえ思えるようになった。

ここで語られている神話的時間という言葉はおよそ次のような四つの意味で使われている。

一　書き言葉以前の時間
二　神話が語られる時間
三　新たな神話が生まれる時間
四　神話の世界に流れる時間

さまざまな局面に「神話的時間」という言葉が与えられ、多くの事象がこの言葉によって串刺しにされている。概念としての「神話的時間」ではなく、われわれを貫く「生きている時間」としての「神話的時間」が鶴見の語りによってたぐり寄せられる。ここでも鶴見は概念を説明するのではなく、「変転きわまりない価値観」を人間に送り込むという実践を選択するのである。

しかし蛇足ながら付言したいことがある。

「神話的時間」という言葉を初めて聞いた時、それは、神々が生きる時間のことなのか、ととっさに連想した。しかし、鶴見の文章を注意深く読んでも「神話」が生まれたり語られたりする時間についての話ばかりで、神そのものは登場しない。神々が生きる時間、つまり「神の時間」を鶴見は「神話的時間」の中に入れていないのである。理由はいろいろと想像できる。「神の時間」を扱うと宗教になるから。あるいは、人間にとって「神の時間」は体験不可能であり観念にすぎないから。あるいは「神」を扱う神学から「神話」を扱う神話学へという、十九世紀中葉から始まり二十世紀に大きな成果をもたらした知的潮流を前提としているから。…ともかく「神話的時間」を理解するための補助線として「神の時間」という棹をここにさしておこう。

一心不乱の「思い煩い」

精神科臨床に立ち戻って、「神話的時間」の話から一番に思い浮かぶのが、統合失調症患者の母親の一部がおちいる一心不乱の「思い煩い」である。

私の念頭にあるのは、何人かの二十歳代の統合失調症患者の母親である。患者は両親に言われるままに連れてこられる。統合失調症の病状そのものは軽度である。発症時に短期間の精神病性のエピソードがあった以外は、軽度の陰性症状が中心であり、対人的に過敏であるため就労や就学に困難が生じやすい。患者は多くを語らない。質問に短く答えるのみである。対照的に母親は話し続ける。患者に生起するあらゆること一つひとつにこだわり、疑問に思い、不安に思い、あれこれと思い煩う。ささいな徴候が恐ろしい病的現象と捉えられる。その姿は一心不乱である。彼女たちの話を共感しながら聞いていると、患者は急性期のまっ只中にいるような錯覚を覚える。しかし客観的に評価すれば患者は安定しているし、改善しつつある。そのことを伝えても母親たちは上の空である。考えてみれば、統合失調症という診断の根拠もこの母親たちからの、精神病的な部分を見逃すまいとする子細な報告にもとづいており、主治医としては勇み足的診断になっている可能性を思わずにはいられない。彼女たちは患者のために必要なことならば何でもしてあげようと心に決めているようであり、文字通り患者のことに没頭する。

このような母親による過剰な抱え込みはなにも統合失調症に限ったことではなく、他の精神疾患の場合にもある。その場合には、私はためらいなく患者と距離を取るように指導する。彼女たちはただ不安に駆られているだけなのだ。そのせいで見誤っているだけである。彼女たちの理性に語りかければ、時間はかかっても少しずつ理解が得られていくものである。しかし今私が思い浮かべている、母親たちの一心不乱の思い煩いはそのような性質のものではない。彼女たちの思い煩いが、何らかの知的操作によって解消するとは思えない。そもそも彼女たちはおしなべて十分すぎるほどの知性を持ち合わせている。私は彼女たちに何かを諭そうという気持ちになれない。彼女たちのとまどいの奥にある種の絶望が見えるからだ。彼女たちの高い知的能力をフルに発揮してささいな病変を見逃さず常に警戒心を張り巡らせることでしかその絶望に飲み込まれない方法はないかのようなのである。

　彼女たちは何に絶望しているのだろう。

絶望するイコン

私には、これら母親たちの顔が、個人の固有の顔を超えて、〈母〉をあらわす普遍的なペルソナとしての〈母の顔〉に見える。しかし私はこの〈母の顔〉を悪いものであるとは感じない。彼女たちが見つめる子どもたちも、同様に普遍的なペルソナとしての〈娘の顔〉、〈息子の顔〉に私には見える。

　母親の過干渉によって子供たちが去勢的に扱われているという印象はあまり受けない。むしろ子どもたちは見守られているおかげで、病状が穏やかになっていると感じられる。なにより子どもたちの様子に荒んだものがない。どの子どもたちにも穏やかでおっとりした風情が漂っている。

　個人の特性としての顔が消えてペルソナとしての顔が浮き上がってくること自体異様なことであるが、それでも〈顔〉としての統合性や記号性は保たれている。統合失調症の急性期に見られるような〈面ざし〉の露出は免れている(2)。

これらの母親と子どもの顔は、イコンに描かれた聖母子像の顔を連想させる。古いロシア正教の教会で飾られている多くの聖母子像はイコンと呼ばれる独特の図像群である。それらは自然主義的な表現からは遠く、異様な形相を持っている。さまざまな約束事があるのだろうが、見れば見るほど不自然でよそよそしい母子の顔が独特の図像で固定されている。

私が思い浮かべている母親たちの視線は常に子どもに注がれている。しかし彼女たちの目は子どもをとらえていない。イコンの聖母マリアの顔も同様である。イコンの聖母は何を見ることもできないかのようである。

デリダは、「涙こそが目の本質であり、視覚ではない(8)」と書いている。イコンの顔になった母親たちは盲目であり、見えるものは見えないが見えないものが見えている。目の本質である〈涙〉が彼女たちの行動原理である。彼女たちの絶望はここにあるように私は思った。ほんの短期間であっても、またそれほど激甚なものではなかったとしても、彼女たちの子どもに統合失調症的事態が襲来したことそのことが彼女たちの世界に罅《ひび》を入れた。彼女たちの子どもは罅の向こう側にさらわれてしまった。目の前に子どもがいるのに、それは発病以前の子どもとはどこか別人のようになっていて、彼女たちが育ててきた「あの子」は神隠しにあったかのように忽然と消えてしまった。それが彼女たちの絶望だ。そんな気がしてならない。

神の時間と神話的時間

私の家は農家であった。私の祖父の代までは農業で生計を立てていた。私の父の代で兼業をはじめ農業は副業となった。私の代では、私と弟が定職のかたわらに、副業どころか収支としては赤字にしかならない農業を細々と引き継いでいる。

私の子ども時代の記憶の底には、トラクターなどの動力機械などなく人力と牛力に頼った農業で生計を立てている家族の生活がゆらめいている。その頃は田植えともなると一家総出で作業に没入していた。今の私でも、田植えとなるとその作業に没入し我を忘れる。水と土と苗と蛙や虫たちの世界をがむしゃらに泳ぎ回っているような感覚におぼれる。それは壮大などろんこ遊びだ。

昔は祖母も母も労働力の一翼として馬車馬のように働いた。まず祖母が作業できなくなり、田植えの時でも家で留守番せざるをえなくなった。すると祖母はその間ありとあらゆることが気がかりとなり、何かに憑かれたように思い煩うようになった。それは田植えが無事に終了するまで続いた。時が経って父が先に死に、それから祖母が死んだ。そのうちに母も田んぼに出られなくなった。すると母もまた祖母と同じような「思い煩い」に一心不乱に没入するようになった。

田植えは神話的行為であり、また神話的時間を生み出す営為である。それに参加できないまでもただひたすらに「思い煩う」女たちもまた「神話的時間」を生きる。彼女たちは、言葉にならないものを包み込もうとしている。包みきれない絶望が彼女たちの心を散り散りにする。統合失調症が〈強度〉[9]の病いなら、この女たちの「もの想い」は〈弱度〉の病いと呼びうるだろう。われわれが統合失調症臨床で出会う、母親たちの「思い煩い」の時間もまた神話的時間である。それは書き言葉以前の時間であり、神話の世界に流れる時間である。われわれはその時間を共有することができるしその時間に学ぶこともできる。安直に病的なものとして退けてはならない。

一方、統合失調症の急性期は、「神話的」と呼べるような生易しいものではない。そこに「神話」と呼べるようなナラティブが入り込む余地はほとんどない。あえて言えば、それは「神」の領域である。憑依や宗教妄想という意味ではなく、超絶的・超限的という意味で、そこには「神の時間」が到来している。「神の時間」から「神話的時間」が生まれる。そして奇しくも鶴見が神谷美恵子を取り上げたように、精神科臨床もまた神話的時間への入り口であり続けるだろう。

本稿は第十五回統合失調症臨床研究会（二〇一一年六月二十五日、倉敷）にて発表した内容の一部を修正したものである。

（1）鶴見俊輔『神話的時間』熊本子どもの本の研究会、一九九五年
（2）杉林稔『精神科臨床の場所』みすず書房、二〇〇七年
（3）鶴見俊輔『悼詞』ＳＵＲＥ、二〇〇八年
（4）『道の手帖 鶴見俊輔 いつも新しい思想家』河出書房新社、二〇〇八年
（5）『鶴見俊輔　みずからを語る』（ＤＶＤ）テレビマンユニオン、二〇一〇年
（6）鶴見俊輔、黒川創『不逞老人』河出書房新社…右記ＤＶＤを文章化したもの、二〇〇九年
（7）三木清『人生論ノート』新潮文庫、一九七八年
（8）デリダ『盲者の記憶』みすず書房、一九九八年
（9）花村誠一の諸論文

●「神話的時間と統合失調症」について

前の文章と同じく、統合失調症臨床研究会で発表したものを『福岡行動医学雑誌』に掲載してもらったものです。ここでもまた甘えるような気持ちから、私の中の未整理な想念をそのまま気楽に紙面に注いでいます。鶴見俊輔先生の「神話的時間」、読めば読むほど味わいがあります。それに触発されて、一心不乱に思い煩う母親たちの顔が浮かんできました。臨床の一番の楽しみはいろいろな顔に出会えることですよね。そして気がつくと、デリダの「涙こそが目の本質」という言葉にであいがしらの事故のように遭遇してしまいました。懐の中でじっくり温めたい言葉です。

統合失調症に特異的な緊張病症状（昏迷を含む）

〈抄録〉まずは一人のコメディカルと二人の精神科医との間で交わされたEメールの内容を紹介することにより、緊張病症状にまつわるいくつかのテーマを概観したうえで、緊張病状態についての記述を試みた。緊張とは、今にもなにか大変な事態が起こるような予感に襲われてまんじりともせず必死に身構えている状態である。不安や恐怖との違いはこの「身構え」の有無による。緊張はいずれ緩和され弛緩が訪れる。しかし緊張病状態に入ると緩和や弛緩は消失する。言葉を発しても切れ切れとなり瞬間的に表情が変わる。動きは小さくても、どれもが唐突で突発的であり、患者の内界に流れる時間は瞬間瞬間の不自然なツギハギになり、興奮と昏迷との間の綱引きのような状態となる。本稿ではこのような状態を「緊張病の平衡状態」と仮に名づけ、比喩をまじえてわかりやすく記述し、それをもって統合失調症に特徴的（特異的）な緊張病状態とし、それがない場合との比較を行った。

はじめに

編集委員会からの依頼文の最後に、蛍光ペンでアンダーラインがひかれた次のような一節があった。

「なお、執筆にあたりましては、専門用語や人の名前を出さないようにしていただき、心理職・看護職にも理解できることを念頭にご執筆ください」

これはなかなかの難問であるが、本稿では愚直なまでにこのリクエストに応えてみることとする。まずは三つのメールを引用させていただく。

コメディカルAからのメール

ある中堅コメディカルAに、本稿に与えられたテーマを投げかけてみたら次のようなメールが返ってきた。

正直言うと、統合失調症の症状全般について整理ができていないこともあり、今一つどう対応していけばいいのか、わかっていないところがあります。緊張病状態って、興奮状態↓昏迷まで極から極に幅広い状態をカバーする表現なんですね。コメディカルとしては、あまりに意味合いが広く、もしカルテに緊張病状態と書かれていたら、どの状態像を思い浮かべたらよいか、迷います。あと、緊張と、不穏や不安状態、昏迷などの言葉の違いも曖昧です。統合失調症に特徴的な緊張ってどんな状態像なんでしょうか。統合失調症だから特異な状態になるのか、それとも特異な状態の総体が統合失調症という病なのでしょうか。（これは玉子が先か鶏が先かの話と同じかな？）

私が以前出会った統合失調症の人は、ある場所でピタッと止まったまま一時間くらい微動だにしなくて（←これも緊張病状態ですよね？）。後で聞くと、あの時、自分が動くと世界が壊れる、と言われてました。まだ医療にかかってない人でした。世界をひとりで支える感覚って、緊張以外何物でもないのかもしれません。

コメディカルの抱く素朴な疑問がよくわかる内容である。精神科医も駆け出しの頃には同じような疑問を抱くが、疑問は疑問のまま封印されていくことが多いのではないだろうか。

若手精神科医Bからのメール

若手精神科医Bはこのメールを受けて次のようなメールを送信した。

僕らくらいの世代になると緊張病状態をみる機会が少なくなってしまっているんですよね。だから珍しく緊張病状態みちゃうと髄液検査しちゃうくらい身体検索に余念がないのですが、ただ、統合失調症の緊張病状態も少なからず目にするわけで、その時のインパクトがデカイので覚えてしまっている。まさに強度ですよね。奇異さと。

他の症候との違いは、症状が身体を巻き込む、ってことですよね。それゆえに器質・症状性、老年期精神病、などに引き寄せられる。統合失調症に特有な緊張病は、より原始的で肉感的で前衛演劇的な症候ってことで、そっちに引き寄せて考えてみるとどうでしょうか。

他の疾患の緊張病と線をひくとすると、統合失調症の場合、緊張病を演じる時の世界観が違う。ハングリー精神が高いというか。器質性・症状性の場合はもっと原始的な反応になって、演技としては気合いが入っていない、というか。なんとなく、統合失調症特有の緊張病状態を取り出せるような気もしてきます。治療論的にも、統合失調症を緊張病化させて寛解にもっていく、ってゆーイメージが時に大事だと思いますし。

緊張病症状はむしろ躁うつ病はじめいろんな疾患でみられて非特異的なんだよってゆー議論はなんかお利口そうにみえるんだけど、それを言いっぱなしでは発展性がないような気がします。そういえば、誰かが緊張病は統合失調症におけるヒステリーだ、って言っていた記憶があるのですが、失念してしまいました。

若手なりに、なんとか自分の言葉で統合失調症に特有な緊張病のイメージを描き出そうとしていることがよく伝わるメールである。緊張病を心因反応性のものとみる視点も興味深い。

中堅精神科医Ｃからのメール

中堅精神科医Ｃは次のようにコメントした。

Ｂ先生のご指摘の「緊張病症状はむしろ躁うつ病はじめいろんな疾患でみられて非特異的なんだよってゆー議論」も含め、「緊張病症状」を広く取るというのは、ＤＳＭの影響もあるかと思います。ＤＳＭでは「緊張病性」は統合失調症にかぎりませんよね。いろんな所に出てきます。器質性、気分障害。特に気分障害を広く取るようですね。

教科書的発想でいえば、治療もセットで、「緊張病」であれば疾患は選ばず（というか緊張病というひとまとまりととって）マイナートランキライザーにＥＣＴがセットになるという感じだったと思います。

個人的にはＥＣＴはやったことないのでなんともいえず、マイナートランキライザーだけでよくなる気はしないのですが、自分の場合はやはりもとの病気に合わせてメジャートランキライザーなり抗うつ薬を出します。

統合失調症の緊張病状態とどう違うのかということになるのですが、昏迷についていうと、自分の場合、今ここの昏迷状態だけで統合失調症を見分けられるのかと言われるとかなり怪しいです。特にしゃべってくれない場合にはそうです。その場の状態像だけで判断するとすれば、あえていえば、統合失調症患者は動こうとしているが動けないようにみえ、緊張しているようにみえる（それがこちら側には焦燥として伝わってきます。だから少し圧迫感を受けます）。

気分障害（うつ病性）患者の昏迷は、動こうともしていない、動けそうもないようにみえる（だからこそつい動かしたくなる）。

器質性疾患患者の昏迷は、周りの刺激で勝手に動いたり動かなかったりしているようにみえる、という感じでしょうか。

でも、こういう印象も、実のところは事前の病歴があったり、病状が軽減してから本人があとで体験内容を語ってくれたり、検査所見で器質性と診断がついたりするなかで、事後的に「ああ、そうだったのか」となるのが現実のような気がします。そういう意味でも、緊張病症状は、その体験内容をしゃべってくれないとわからないところがあります（体験内容を語ってくれるまでは、あくまで「仮」かと）。

例えば、慢性の統合失調症で、長年緘黙が続いている症例などは、いまだに慢性化した緊張病なのかどうなのかよくわからないところがあります（しゃべってくれないもので）。また、救急で入院させ、病歴とその場の症状で緊張病だと思っていたら（措置入院だったのでほかにも二人の指定医が鑑定して意見が一致したのですが）、後日けいれんを起こし辺縁系脳炎だったという症例もありました。

老人性うつ病の患者の昏迷も、奇異というところだけでいえばなかなかなものです。ただ、統合失調症の緊張病状態とは少し違うような気がしますが、黙られてしまうと、先に書いたような印象以外では違いはわかりにくいと思います。

精神医学的診断は、語り（主観的な所見）がないと、その場の見た目だけでは診断はつかないのではないか？と思っています。細切れの無言劇ではわからない。ちゃんとセリフと筋がないと。だからこそ昏迷の鑑別は難しいなあと。

統合失調症に特有の緊張病症状をあえて取り出すとするならば、むしろ昏迷や興奮などが治まってきた後も残っている症状のなかにあらわれているのではないかと思いました。途絶、反響言語、常同行為など、ほかの疾患でも一見あるけれども、統合失調症のそれはなんとも言えない焦燥を伴う一味違った味わいがある。そのような所にみえる「一瞬の緊張病症状」など。そういう意味でも、極期ではなく、ソフトに出ている時のほうが実はその気で見れば見つけやすいかと。その頃なら体験内容をしゃべってくれる場合が多いですし。

ところで、A先生の症例すごいですね。自分の場合はなかなか「世界」について語ってくれる人はいませんねえ。たぶん、あまり「聞かない」（聞けてない）からですね。

B先生の「治療論的にも、統合失調症を緊張病化させて寛解にもっていく、ってゆーイメージが時に大事」というのは同感です。統合失調症はもともと緊張病で、そこから慢性化するときに妄想型的展開や破瓜型的荒廃となる。だからこそ治療では一旦緊張病に戻すというやつですね。

そこから連想したのですが、そのまま慢性的な緊張病状態が続くような病態もあるのではないか。今の診断学でも自分でもみおとしがちな病態だと思いました。

分別のあるコメントで読みごたえがある。現代の緊張病の位置づけを踏まえつつ、緊張病症状の見分け方について、思弁に走らない実践的な見解が示されている。また一瞬の緊張病、慢性的に持続する緊張病という視点の提示もある。

三名の議論の要点

ここに登場いただいた三名はふだんから精神病理学に関心がありともに議論しあっている仲間である。気楽なやりとりではあるが本稿のテーマに関する多くのポイントが顔をのぞかせているので整理してみよう。

①緊張病症状の捉えにくさ

・興奮から昏迷までの幅広い状態をカバーしているがゆえに捉えがたい。

・緊張、不穏、不安、昏迷などの違いがわかりにくい。

②統合失調症に特徴的（特異的）な緊張病症状とはなにか

・「自分が動くと世界が壊れる」という緊張。

・インパクトがデカイ。
・昏迷の場合、動こうとしているが動けない。
・周囲に焦燥感や圧迫感を与える。
③他の疾患に出現する緊張病
・うつ病の昏迷は、動こうともしていない。周囲が動かしたくなる。
・器質性疾患の昏迷は、周りの刺激次第で動いたり動かなかったりする。
④緊張病像に背景疾患の違いはほとんど出ない
・事後的にその時の体験内容を語ってもらわなければわからない。
・だからといって緊張病は疾患非特異的と開き直るのも問題。
⑤緊張病類似の症状に注目する
・昏迷や興奮などが治まってきた後の症状に注目する。
・途絶、反響言語、常同行為などにみえる「一瞬の緊張病症状」。
⑥緊張病と身体
・緊張病は身体を巻き込む。
・統合失調症の原始的で肉感的で前衛演劇的な症候としての緊張病。

⑦統合失調症が緊張病化することの意味
・統合失調症の本質は緊張病でありいったん緊張病に戻すという治療戦略。
・慢性的に緊張病状態が続くという視点。

これらの見解を踏まえて、以下に緊張病症状についてできるかぎりわかりやすく記述していく。まず確認しておきたいことは、①に見たように、緊張病症状の一番の特徴は、幅広く、多彩で、時間によって変化するし、正反対のものも含む、なんともつかみどころがないものである、という点である。⑤に示されたように患者と意味のある会話がほとんどできないので、幻覚や妄想のように、言語として確認しやすい症状とは全く異なるものである。このことを頭において緊張病症状の輪郭を明らかにしていこう。

緊張について

まずは「緊張病」という名前に使われている「緊張」という心身のあり方について考える。患者に接してみてまず感じることは、その名の通り「緊張」ではないだろうか。緊張病状態の患者は強い緊張状態にある。ところが不思議なことに、「不安」や「恐怖」と比べて

「緊張」という概念は精神医学ではあまり検討されてきていない。だからいざ緊張とはなにかと問われると、ベテランの精神科医でも戸惑ってしまう。筆者なりの言葉で説明するなら、緊張とは、今にもなにか大変な事態が起こるような予感に襲われてまんじりともせず必死に身構えている状態である。さらに短く言えば「恐ろしい予感に全身で身構えている状態」である。「不安」との違いは、「身構え」である。不安状態にある時、人は身構えることはできない。人の心身の感覚は不安とともにあちらこちらを漂う。常に浮遊感や宙に浮いた感じがつきまとう。地に足をつけて身構えるくらいの対抗的態度を持つことができればおそらく不安はかなり軽くなっている。「恐怖」との違いも「身構え」にある。恐怖心に晒されている人の心は恐怖の対象からすでにはるかかなたに逃げ去っている。その逃げ去りが恐怖心をさらに煽る。身体には戦慄が走る。恐怖の対象に対抗して心身ともに身構えることができれば恐怖は薄れるだろう。つまり、「緊張」は「不安」や「恐怖」よりも適応的である。「不安」や「恐怖」に深く陥らず、逃げずに世界に立ち向かうとき、人は強い緊張を身にまといながら対抗心を維持して局面を打開していく。目的が達成された時、緊張は緩和され弛緩が訪れる。

緊張病状態について

緊張が強まると人の心はある種の戦闘状態となる。あまりに強い緊張は、緩和され弛緩することからも切り離されてしまう。そうなると病的状態である。マンガの主人公などで次々と戦い続け極限状態にまで至った結果、敵がいなくなってもなお「緊張」が解除されず、満身創痍のまま我を忘れて闇雲に暴れ回ってしまう、といったシーンを思い起こしていただきたい。この「緊張」は緊張病のそれと非常に近いものであると考えてよいだろう。

緊張病状態の患者と接した時に、そのただならぬ様子を感じ取らない人はないだろう。患者は過剰に「緊張」している。あがり症の人が舞台の裏で緊張にうち震えている様子を想像していただきたい。その緊張が何倍にも高まっている。挙動がぎくしゃくしている。言葉を発しても切れ切れである。開眼していても何をみているのか定かではない。急に何かを睨んだり、放心したような眼になったりする。瞬間的に表情が変わる。もとより血相が変わっている。今にも何かが暴発しそうな不穏な気配が漂っている。一つひとつの動きは小さくても、どれもが唐突で突発的であり、患者の内界に流れる時間は瞬間瞬間の不自然なツギハギになる。付き添う者も、ひと時も気を緩めることができない。この時間感覚こそが緊張病の本質である。先にも触れたが、緊張病状態を確認する作業は、幻覚や妄想が患者の内界に発生していることを確認する作業とは全く異なるものである。たとえるなら、後者は海底の珊瑚や貝を発見する作業と似ているのに対して、前者は海の中に発生する激しい乱流を発見する作業に似ている。

上に記述した状態を「緊張病の平衡状態」と仮に名づけておこう。天秤のさおがほぼ水平になっている状態である。天秤は静止することはなくささいな刺激でさざ波のように揺れている。天秤の運命は二つの方向のどちらかに大きく傾くしかない。二つの方向とは、興奮と昏迷である。

「興奮」に大きく秤が傾くと、患者は精神運動興奮と呼ばれる状態になる。強烈な緊張状態のまま患者の身体が暴走を始める。むやみに歩き回り、時に飛び上がり、あるいは体幹を激しく揺さぶる。目の前のものを払いのけ、目についたものを握りしめる。一喝するような大声を響かせたりもする。患者は日常の平穏を突き破る荒々しい衝撃そのものと化し、患者の周囲数メートルがピリピリと張りつめた空気に包まれる。そのただならぬ気配そのものが緊急事態であることを告げている。患者の意識はどうなっているか。覚醒度のメーターが振り切れてしまい、全く別の次元にジャンプしているのではないかと思われる。超覚醒のまま気を失っているとでもいうような不思議な意識状態であろう。患者の意識は通常には現れることのない世界の隙間のようなものに引き込まれていると言えるかもしれない。
反対に「昏迷」に秤が傾くとどうなるか。緊張状態が維持されることには変わりはないが身体のあり方が一変する。精神運動興奮とは正反対に、身体のほとんどの運動が停止する。座っていたり立っていたりはできても、一つの姿勢を取るとそのままの姿勢を長時間維持しようとする力が優勢になってくる。時間は湖水のように静まりかえる。昏迷状態の患者の傍らにいると、周囲の日常世界がいかに喧噪に満ちているかがわかる。患者のたたずむ場所だけが日常の中にぽっかりと切り抜かれた別空間となる。しかしそれは決して心安らぐ癒しの空間ではない。また、緊張からの離脱としての弛緩でもない。身体の動きは静止しても、その内部ではさまざまな力がめまぐるしく流動しあちらこちらで衝突している。②にあるように「周囲に焦燥感や圧迫感を与える」。また「自分が動くと世界が壊れる」と感じる患者に代表されるように、世界のあらゆる出来事が患者の心身と直結し、世界の存亡が患者の指先の動き一つにかかっているというような緊迫・切迫した状況に陥っている。

統合失調症と緊張病

このような精神運動興奮と昏迷を繰り返すのが典型的な緊張病状態であり、ここに記述したような状態こそが統合失調症に特徴的（特異的）な緊張病状態であると筆者は考える。では統合失調症に特徴的（特異的）でない緊張病状態はどのようなものか。先の記述の中から探ってみよう。

まず、「平衡状態」が見当たらない。興奮と昏迷とが出没するにしても両者の間の、綱引き合戦のような緊迫したバランスは感じられない。興奮と昏迷とは互いに強く結びつくことなく、互いに無関係な出没の仕方をする。

そして次に言えるのは、興奮の場合の「全く別の次元にジャンプしている」、「超覚醒のまま気を失っているとでもいうような不思議な意識状態」、昏迷の場合の「世界の存亡が患者の指先の動き一つにかかっているというような緊迫・切迫した」感覚は感じ取れないということである。言葉を変えれば、興奮にしても昏迷にしても、その非日常的なインパクトが、ワンランク下がる。異次元空間が出現したのではないかとすら思わせるようなインパクトから、同じ次元で起きている大変なことというレベルのインパクトに下がるのである。興奮は意識障害を伴う急性錯乱、あるいはてんかん性の精神運動発作に近づく。昏迷は心因性のものならどこか「ぬけぬけとした」大胆さがその場に漂うし、うつ病性のものなら相応の苦悩がにじみ出る。いずれも、その人がなぜそうなっているのか、なんとなく察しがつくような様子でその場におさまっているはずである。③の指摘も参考になるだろう。とはいえ④で指摘されているように緊張病の様子を観察するだけでその原因となる疾患を確定することは不可能である。

それへの対策として、⑤のような視点は臨床上の工夫として推奨される。上記したような統合失調症に特徴的（特異的）な緊張病のエッセンスを看取できるようになれば、途絶、反響言語や常同行為などを「一瞬の緊張病」と捉えることも可能であろうし、またそのような症状が出現する以前、すなわち統合失調症発病以前の暗雲立ちこめる状況の中から緊張病的要素をキャッチすることもまた可能になるだろう。

おわりに

⑥についてももっと論じたかったし、⑦の考え方も捨てがたい。しかし紙幅が尽きた。冒頭に書いたような事情で本稿ではあえて参照文献を挙げないが、本稿の内容には多くの先行研究が下敷きになっていることをお断りしておきたい。

●「統合失調症に特異的な緊張病症状（昏迷を含む）」について

「統合失調症の症状を日常臨床で見逃さないために」という特集からの依頼原稿です。執筆陣は、すべて精神病理学を専門とするメンバーであり、「チーム精神病理」という風情でした。精神医学雑誌の総説なので、啓蒙的で教科書的なものを求められていることは承知していましたが、それでは面白くないと天邪鬼が顔を出し、中堅精神科医、若手精神科医、臨床心理士に登場してもらって多声的な構成にしてみました。また緊張病状態の記述の仕方にも工夫してみました。

第Ⅲ部

難題を調律する

〈中心〉をめぐる考察
――太陽体験（宮本忠雄）と中心気質（安永浩）

はじめに

柄谷行人に「マルクスその可能性の中心」という名の論文がある。初出は一九七四年である。このタイトルに顔を出す〈中心〉は不思議な使われ方をしている。「可能性の中心」とは何を指すのだろうか。「可能性」とはそもそも未来に向けられた不確定なイメージであるが、「中心」という言葉は確定的で不動のイメージがあり、その二つが乱暴に結びつけられているために、イメージの混乱が起きる。

序章には次のように書かれている。(3)

すべての著作家は一つの言語・論理のなかで書く以上、それに固有の体系をもつ。しかし、ある作品の豊かさは、著作家が意識的に支配している体系そのものにおいて、なにか彼が「支配していない」体系をもつことにある。〈中略〉私にとって、マルクスを「読む」ことは、価値形態論において「まだ思惟されていないもの」を読むことなのだ。基本的に、私はマルクスをそれ以外のいかなる場所でも読まないだろう。マルクスをその可能性の中心において読むとは、そういうことにほかならない。

つまり柄谷は、マルクスの著作を「読む」作業を通じてマルクスの思考の母胎にまで降り立ち、マルクス自身がまだ明確に思考しえていない事柄までも読み取ろうとしていて、その気概を論文のタイトルに表しているのである。

それは有るか無きかの気配のようなものの中を手探りで進む作業であろう。その作業に〈中心〉という名を与え、〈場所〉とさえ呼ぶことは、通常の言葉使いを超えている。本来置かれるべきでない場所に置かれた〈中心〉という言葉が、ここで異様な光を放つことになる。

二〇〇一年に出版された片山恭一の小説『世界の中心で、愛をさけぶ』(4)は二〇〇三年から爆発的に売れはじめてブームになり、映画・テレビドラマ・演劇にもなった。「セカチュー」という流行語も生まれた。内容はティーンエイジャーの恋愛小説だが、ヒロインが白血病で亡くなってしまうという残酷な運命が用意されていて、若い男女の甘美なラブストーリーにとどまらない、深みのある作品になっている。しかしタイトルにある「世界の中心」がどこであるかは作品の中に明示的には登場しない。「愛を叫ぶ」というシーンもない。このタイトルと作品内容との関連性は漠然としており、どちらかといえば読者の関心を惹くためのキャッチコピーとしての性格が強い。

流行語にまでなった本書のタイトルにある〈中心〉の使われ方もまた独特である。「世界の中心」とはどこのことなのか、イメージを定めにくい表現である。「世界経済の中心」「世界美術の中心」「私の世界の中心」などのように「世界」の意味が限定されればわかりやすくもなる。そもそも何の限定もない「世界」はその意味内容が漠然としすぎていて、そのようなものに〈中心〉があるはずもない。本来置かれるべきではない場所に〈中心〉という言葉が置かれているという意味では、「マルクスその可能性の中心」と同じである。意味はとらえづらいが強いインパクトを孕んでいる。〈中心〉は、意味が不明確でありながらも不思議な存在感を獲得する。それに相反するように「世界」の意味は揺さぶられ、実在感は希薄なままに漂っている。

思えば、われわれ精神科臨床のフィールドにおいても〈中心〉という言葉は日常的に使われている。とりわけ近年、一般医療全体を覆うスローガンとして「患者中心の医療」という言葉が席巻している。また心理療法の領域では「クライエント中心療法」という言葉も根づいている。精神科臨床サービスを提供する組織として、「精神保健福祉センター」「精神医療センター」という組織が全国の都道府県に配備されている。このような状況からは、従来は〈中心〉ではなかった〈場所〉にあえて〈中心〉を据えようという決意のようなものが窺える。その意味では、柄谷や片山の著作のタイトルでの〈中心〉の使われ方と相通じるものがある。現代において、ことさらに〈中心〉と命名される時、そこは本来〈中心〉ではない〈場所〉であり、そこは、いわば〈中心なき中心〉としての性格を帯びるのである。

いったいいつからこのような錯綜した状況に陥っているのであろう。われわれにとって本当の〈中心〉はどこにあるのだろう。さまざまな疑問に襲われるが、本稿では、このような〈中心〉をめぐる一考察を試行的に行うこととする。

宮本忠雄の〈中心〉

宮本忠雄は「太陽と分裂病」(7)において、統合失調症に罹患していたムンクがその回復の途上で巨大な太陽の壁画を製作したことの意味を論じ、そこに、統合失調症の精神病理としての「中心をめぐる葛藤」を見いだした。

家庭が舞台であればその中心である父親との確執が、信仰の世界が舞台であればその中心である神との対峙が、また問題が宇宙的規模になればその中心である太陽とのかかわりが、それぞれ精神病理の主題となる。

中でも太陽は究極の「中心イマーゴ」として統合失調症の精神病理に重要な役割を果たす。「病的世界への転回に際して病者自身が中心化の道程をたどると同時に、ネルヴァルの『黒い太陽』に象徴されるような太陽の衰退ないし死を経験」し、「みずからが太陽という名の中心に身をおく」ようになる。やがてこの中心化から抜け出すにあたって、患者は「昇る太陽もしくは太陽の復活を経験する」。コンラッドの「乗り越え不能」、ピアジェの「中心化—脱中心化」という図式を援用しつつも、宮本独自の視点で、〈太陽＝中心イマーゴ〉と統合失調症の精神病理との関連が論じられている。思考心理学やゲシュタルト心理学のレベルを超えて、人間学的精神病理学として〈中心〉に注目したのはおそらく本論文がその嚆矢であろう。

ちなみに、内海健が『分裂病の消滅』[10]において提示している図は宮本の考える中心の精神病理を正確に図示するものとみなせるのでここに転用させていただく（図1〜3）。これらの図は、主体の中心と世界の中心が一致することによって皆既日食のような状態に陥り、ネルヴァルの『黒い太陽』を思わせるような太陽の衰退、あるいは死がそのまま現れるとする宮本の考えを直截に示すものとなっている。

安永浩の〈中心〉

一方、安永浩はその六年後に、「『中心気質』という概念について[11]」という論文を発表し、宮本とは別種の〈中心〉の精神病理学を提起した。中心気質とは類てんかん気質を含みつつ、それを拡大した概念であり、「ふつうにのびのびと発達した五、六歳くらいの子供」がその中核的なイメージだという。自然の動物に近い気質であり、他のすべての気質もこの気質からの発展、分岐、偏向にすぎない、という認識ゆえに「中心」気質と名付けられている。それは現代にまで受け継がれている原始民族の気質であり、その変型として、類てんかん気質、一部の心気症、嗜癖、一部の境界例、気分屋、ヒステリーなどを挙げている。この概念は不思議な魅力を備えていて、今日でもわが国の病跡学や精神病理学的考察の中で参照されることが少なくない（図4、5）。

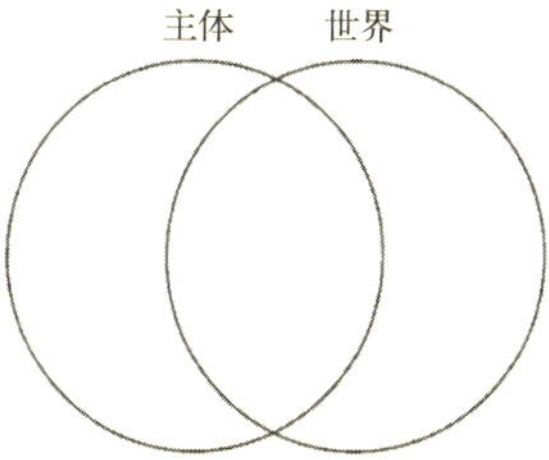

図1　文献（10）から転載

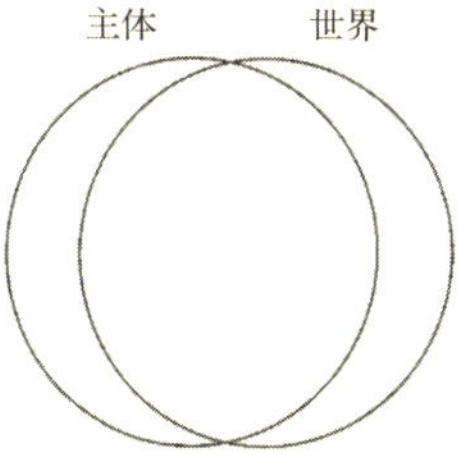

図2　文献（10）から転載

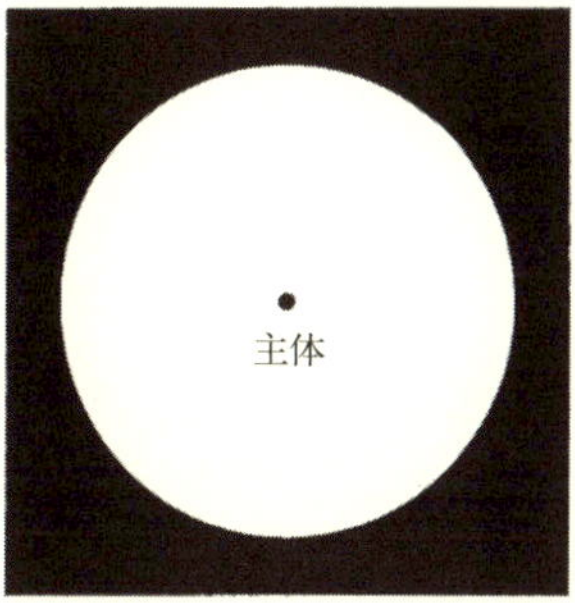

図3　文献（10）から転載

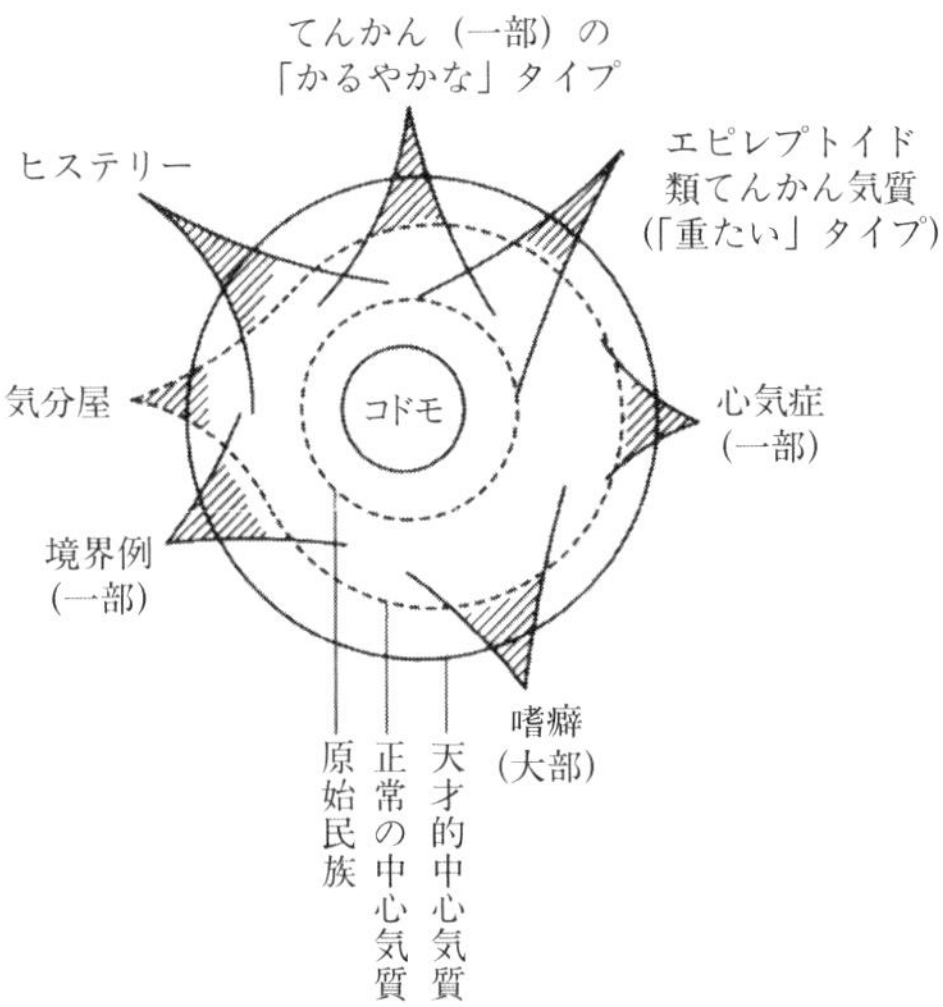

図4　文献（11）より転載

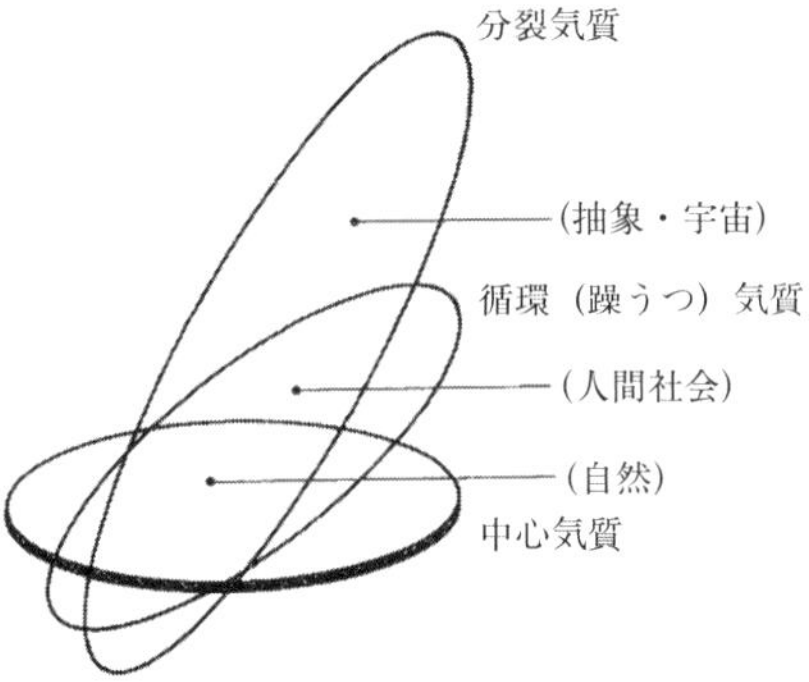

図5　文献（11）より転載

安永がこの概念を使用して研修医教育に使い出したのは論文発表の七、八年前からと記されているので、宮本が「中心の精神病理」を記述した時期とほぼ一致する。一九七〇年代前半に、わが国屈指の精神病理学者である二人がほぼ同時に〈中心〉に関心を寄せていたという事実は、四〇年近くを経た現代から顧みて、興味をそそられる符牒である。しかしその二つの〈中心〉は異なる運命をたどる。

宮本的〈中心〉と安永的〈中心〉の対比

「父親―神―太陽」を〈中心〉の系譜とみなす、つまりは超越的な中心の支配によって個々人の生の営みがあるという世界観を前提とする宮本的〈中心〉は、現代社会の構造変化によって希薄化し、見えにくくなっている。一方安永的〈中心〉は、その意味合いに一定の変化を孕みつつも、いまだにその命脈を保っている。安永が元来イメージしていた、自然の動物に近い、野生的自然人は今では希有な存在となったが、その一方で、ポストモダン的状況において人々は「動物化」（東浩紀／コジェーヴ[1]）し、欲求を消費行動によって満足させることのみを動物的に追い求めるようになった。彼らをある種の中心気質者であると類型化することが可能である。さらに、近年とみに増加の一途をたどっている広汎性発達障害や多動

表1

	宮本的< 中心 >	安永的< 中心 >
特性	超越的、社会的	本能的、動物的
	単一性、絶対性	多数性、相対性
求心力／遠心力	全体を支配	部分を支配
〈脱中心化〉に対して	抵抗的	受容的
物語性	大きな物語	小さな物語
関連する精神疾患	統合失調症、神経症	そううつ病、発達障害
現代的局面	希薄化	蔓延

性障害といった先天性障害群の多くもまた中心気質性を色濃く備えている。また昨今注目されている双極性障害Ⅱ型の中にも、循環気質とは異なって、中心気質の一変形としての「気分屋」が多く含まれている。

このように見れば、現代は中心気質が蔓延する時代と言いうるだろう。リオタール[6]にならって、宮本的〈中心〉を「大きな物語としての中心」、安永的〈中心〉を「小さな物語としての中心」とみなしてもよい。宮本的〈中心〉は唯一絶対であり、脱中心化するには相当な困難を伴うものであるが、安永的〈中心〉は複数性、相対性を受け入れる。これらは脱中心化を受けた上での、破片のような〈中心〉、あるいは〈中心なき中心〉とでも呼んでおこう（表1）。

ゼードルマイヤーの〈中心〉の喪失

ここでひとまず時代をさかのぼってみよう。『中心の喪失』（一九四八年・原題：Verlust der Mitte）という書物がある。[9] ウィーン学派の後継的美術史家ゼードルマイヤーによる著作である。十九・二十世紀の造形芸術を概観して、近代芸術が自律性・純粋性を追求したことによって人間の中心性（神）を失ったと主張して話題を呼んだ。「中心を失うことは人間性を失うことである」というパスカルの言葉が冒頭に引用されている。芸術の領域においてではあるが、すでに一九四八年に、人間を〈中心〉を失った存在としてみなす考えが提出されそれが話題を呼んでいるという事実は注目に値する。

ここで喪失されたとされる〈中心〉は、人間が近代人として生きるうえで喪失するべくして喪失したものと言えるだろう。

内海は次のように書いている。[10]

近代科学はキリスト教的神が可能にしたのだが、いったんできあがると、今度は神の棚上げ現象が起る。遠近法の空間も、特権的な視点がそれをもたらしたのだが、一たび均質性が確立さ

れるや、ひるがえってこの特権点は抹消されるのである。（一五一一六頁）

この特権点とはまさにゼードルマイヤーの言う〈中心〉である。前近代的な〈中心〉を喪失することによって、近代人は自由な自己決定を手に入れた。任意の〈場所〉に〈中心〉を据えることが可能になったのである。しかし今やそのことを無邪気に喜んでいられる状況ではないことは先に触れた。

ナイポールの〈中心〉の発見

次に見ておきたいのは『中心の発見』（一九八四年・原題：Finding the Centre）というタイトルの書物である。(8) 著者であるナイポールは、一九三二年英領トリニダード・トバゴにインド移民三世として生まれている。植民地を題材とする作品が多い小説家、紀行家であり、二〇〇一年度ノーベル文学賞を受賞している。『中心の発見』は自伝であるが、何度も書きあぐねた様子を次のように記している。

中心となるべきものがなかったのだ。話を形づくるもの、私の背景にあるすべての要素を一つ

に寄せ集める筋立てを、私はまだ見つけていなかった。（邦訳六―七頁）

ベネズエラでの出来事がよみがえり、それこそが八年以上も前に捨ててしまった、話の中心となるべきものだと気づいた。〈中略〉私の話は、並べてみせたかった事柄をすべて含んだうえで、ひとめぐりして、その点に立ち戻った。

（コートジボワールの旅で出会った）彼らもまた、自分たちの世界に秩序を見いだそうと努め、中心を探しており、そうした人びととの出会いが、ストーリーの中で西アフリカの背景の解明と同程度の割合を占めている。

ポストコロニアル文学の作家であり、浮遊するアイデンティティを渡り歩くようにして作品を発表してきたナイポールであったが、いざ自伝を書くにあたっては相当に呻吟した様子である。自伝を書くための〈中心〉を探しあぐね、ようやく「発見」されたその〈中心〉とは、〈ベネズエラでの出来事の話〉というナラティヴなものであったことに注目しておきたい。

ル・クレジオの〈中心〉の探求

最後に取り上げるのは『中心の探求』（二〇〇九年）という書物である。[2] 原仁司による文学評論集である。ここには、ル・クレジオの『アフリカのひと』（二〇〇四年[5]）が取り上げられている。

作者は自分が誕生する以前の、父祖の代から連綿とつづく〈生〉そのものから賦与された遺産——それは彼に歴史性と中心性とを与え、彼を起源へとみちびく薄明の記憶である——を文学表現のなかに探し求め、自らのアイデンティティの回復を、そこに狂おしいまでに企図しようとする（十六頁）。

（英語とフランス語に引き裂かれていた）彼は、アフリカの若手作家たちとは異なり、その違和感（疎外）がもたらす不安の解消を、彼自身の中心——さらなる彼の内部——に向かって探し求めようとした。それはあてどない、しかしどこまでも活力に充ち、そして厳しく倫理的で、痛切な具体化への意志をともなう始原への羈旅であった（十九頁）。

ル・クレジオは一九四〇年フランス生まれの作家である。幼い頃アフリカの大地で過ごし、原初の大地と自然の畏怖に触れたが、その後は西洋文明の中での生活を送り、二〇〇八年度ノーベル文学賞を受賞している。コロニアリズムによる破壊と、ポスト・コロニアリズムによる錯綜的現実の中で、多くの作家が「マージナルで宙吊り」な立場を取る中、ル・クレジオは自身の中心を求める姿勢を貫いた、と原は評価している。ル・クレジオは、〈中心〉を持つことが困難な状況において、それでもなお〈中心〉を求め、ナイポールのようなナラティヴな〈中心〉を超えて、さらに、自らの「生」に直結したアイデンティティとしての〈中心〉を探求し続けていると評される。

おわりに

本論後半は、書物のタイトルだけを頼りに、〈中心〉の変遷のひとすじを辿ってみた。ゼードルマイヤーの『中心の喪失』（一九四八年）では、近代芸術において人間の〈中心〉が失われていることが指摘されていた。ナイポールの『中心の発見』（一九八四年）では、喪失された〈中心〉がナラティヴな主体によって回復されることが示されていた。また原仁司によって「中心の探求」と評されたル・クレジオの『アフリカのひと』（二〇〇四年）では歴史を超える〈生〉に直結したアイデンティティとしての〈中心〉が探求されていた。しかし先に触れたように、今や人々は苦難を乗り越えてでも〈中心〉を探求しようとはしていない。人々は断片的な〈中心〉であることに満足し、「小さな物語としての中心」を生きることをためらわなくなっている。

精神科臨床においてこの〈中心〉の取り扱いは重要な課題である。とりわけ安永の中心気質概念を再評価、再構築する必要に迫られている。本考察のさらなる展開は別稿にて順次発表する予定である。

本稿は日本精神病理・精神療法学会第三十三回大会（二〇一〇年十月、東京）で発表した内容に加筆したものである。

（1）東浩紀『動物化するポストモダン　オタクから見た日本社会』講談社現代新書、二〇〇一年

（2）原仁司『中心の探求―言語をめぐる〈愛〉と〈罪〉』學藝書林、二〇〇九年

（3）柄谷行人『マルクスその可能性の中心』二五―二六頁、講談社学術文庫、一九九〇年（初出は一九七四年）

（4）片山恭一『世界の中心で、愛をさけぶ』小学館文庫、二〇〇六年（初出は二〇〇一年）

（5）Le Clézio, J.M.G.: L'Africain. Mercure de France, Paris, 2004.（菅野昭正訳『アフリカのひと―父の肖像』集英社、二〇〇六年）

（6）Lyotard, J.F.: La condition postmoderne. Editions de Minuit, Paris, 1979.（小林康夫訳『ポストモダンの条件―知・社会・言語ゲーム』水声社、一九八九年）

（7）宮本忠雄「太陽と分裂病―ムンクの太陽壁画によせて」『病跡研究集成―創造と表現の精神病理』二一四頁、金剛出版、一九九七年（初出は木村敏編『分裂病の精神病理 3』東京大学出版会、一九七四年）

（8）Naipaul, V.S.: Finding the Centre: Two Narratives. André Deutsch, London, 1984.（栂正行、山本伸訳『中心の発見』草思社、二〇〇三年）

（9）Sedlmayr, H.: Verlust der Mitte. Otto Müller Verlag, Salzburg, 1948.（石川公一、阿部公正訳『中心の喪失―危機に立つ近代芸術』美術出版社、一九六五年）

（10）内海健『分裂病の消滅―精神病理学を超えて』二三五頁、青土社、二〇〇三年

（11）安永浩「『中心気質』という概念について」『安永浩著作集 3―方法論と臨床概念』金剛出版、一九九二年

●「〈中心〉をめぐる考察」について

この論文が生まれたのも、ちょっとしたきっかけでした。日本病跡学会で岡本太郎の太陽の塔について発表したとき、フロアから、宮本忠雄先生の「太陽体験」とはどのような関係にあるか、という質問（小林聡幸先生）を受けたのです。それであらためて、太陽って世界の中心だなあ、と思い、そういえば安永浩先生が中心気質という概念を提唱されていたなあ、あれ、「世界の中心で愛を叫ぶ」という小説があったし、「マルクスとその可能性の中心」という評論もあったし、そもそも医療の世界で、○○センターっていっぱいあるぞ！と、私の頭の中にたくさんの〈中心〉が渦巻いたのでした。いろいろ調べるうちに、「中心の喪失」、「中心の発見」、「中心の探求」という三冊の書物に出会いました。これは、と思い、一念奮起してエイヤッとまとめてみたのでした。

花村誠一の「九つの区画」を平易な表現に変換する試み

はじめに

花村が提起している「統合失調症圏の九つの区画」[1~6、10、12]（以下「九区画図」と呼ぶ）とそれに対応する「四つのシステム間のカップリング」[7~9、11]の諸相についての概念図は、われわれの思考に強烈な衝撃を与え続けている。ブランケンブルグの情態性の概念、ヤンツァリクの構造vs.力動の枠組み、ミュラー＝ズーアの強度の概念、さらには斬新なシステム論であるオートポイエーシス概念と、どれ一つとっても難解な思考産物が一枚の概念図に凝縮され、幾何学的な美しさをたたえた姿を顕示している。しかし一度でもその図の意味を読み取ろうとするならば、幾何学的描線の背後から立ち上がる諸概念の亡霊たちの手によって、読者はたやすく難破させられる羽目になるだろう。花村の強靱な精神病理学的思考は、多くの輝ける概念を余すところなく鮮やかに組み上げる一方で、読者はその輝きに視力を奪われ、道半ばで立ち尽くしてしまう。

それはいかにも惜しい状況である。花村の思考が一般の精神科医全員に理解されることは無理だとしても、精神病理学に一定の関心を持つ精神科医に、できるかぎり平明に、またできるかぎり原意を損ねないで解説されることが望ましい。しかし果たしてそれは可能なことだろうか。

たとえば花村は時折ラカンを参照するが、ラカンを十全に理解できる人間がどれほどいるだろうか。ヤンツァリクは、この区画図の縦軸を担っているが、彼もまたとびきり難解な思考を提示している人物である。また、花村がくり返し立ち戻る「イコン」や「強度」は花村理論にとっての根幹をなす概念であり花村の論述にも力がこもるところであるが、切り口が鮮明すぎてかえって読者を置き去りにしてしまうという恨みがある。

しかしそれでも花村の論文に魅力を感じ、われわれが何とか花村の理論を理解したいと願ってやまない理由は、花村が何よりも統合失調症の臨床の実践を大切にしていること、また哲学よりも芸術に軸足を置いていること、随所にはっとさせられるアフォリズムがちりばめられていること、論理展開の斬新なことなどに魅了されるからである。

われわれは花村論文をくり返し読みあい、わからない所を相互に教えあい、わかる言葉で読解しようとする試行錯誤をくり返し、われわれの身の丈に合った表現を模索した。その過程でさまざまな比喩、イコン、ダイアグラムが作製されたが、本稿ではその成果を生成的プロセスそのものとして提示するとともに、あらためて花村の理論を平易に解説することにどのような意義があるのかについて考察する。

花村は次のように書いている。

「精神病理学者にとって、哲学書を正しく読むことなどよりも、どうやって臨床に役立てるかということのほうがはるかに重要で、そもそも読書ではなく実践に端を発している。」（二二六頁）[7]

われわれもまた、花村の九区画図をいかにして臨床に役立てるかを第一として、誰にでもわかる臨床の言葉や図像を駆使して花村の思考に〈平易さ〉という新たな次元を開くことに挑戦したい。

花村理論の簡潔な概略

まず花村の九区画図についてごく簡単に概説しておこう。

花村は長年にわたり統合失調症の精神病理学を独自の視点から考察してきた精神病理学者であり、本稿で取り上げる九区画図は花村の研究を代表するものである。統合失調症を理解するための精神病理学的理論はいくつもあるが、それらの理論はそれぞれ独自の観点や体系を貫いており、互いに独立していることが常である。臨床応用する場合にはそれらの理論を適宜「使い分ける」という姿勢を取らざるを得なくなる。それはある種の折衷主義であり、一つの理論的立場に固執する原理主義的姿勢に陥るよりはよいことだが、それではすべての事象を一望のもとに照射するような視座を得ることはできない。花村の九区画図はこの限界への挑戦として、四つの理論を結び合わせて図表化したものである。縦軸にはヤンツァリクの精神病理学が展開されている。ヤンツァリクは構造力動論と呼ばれる立場を取り、人間の精神を人格などのように固定的で動かない部分（構造）と、情動や欲動のように流動的で動態的な部分（力動）とに大別し、統合失調症に特徴的な病態として「構造の変形」と「力動の逸脱」を挙げた。前者は人格の貧困化やさまざまな慢性化様態を指し、後者は幻覚妄想から緊張病症状に至るまでの急性期的な産出症状を指す（ただしヤンツァリクは単一精神病論者であり、力動によって構造が構築され、構造によって力動が生成するというダイナミックな関係を両者は保っている）。花村はこれらの二病態の中間に「欠損の媒介」という項を置いた。この構図はヤンツァリクが「構造の変形」にも「力動の逸脱」にも先立つ病態として軽微な「力動の欠損」の存在があることを指摘していることに因っている。統合失調症の経過はまずはこの「力動の欠損」が起点になって、病態はそこから「構造の変形」と「力動の逸脱」へと分岐しながら展開する。それに伴って「力動の欠損」は一旦は現象面からは消褪するが病態の進行とともに今度はより深刻な「力動の欠損」が全面的に病態を覆い尽くす。花村の区画図の縦軸はこのようなヤンツァリクの経過論をも取り込んでいる。

横軸にはブランケンブルグの情態性の概念が設定されている。情態性とは人間が実存的に浸っている気分、感情、情動などがうごめく身体的パトスの世界である。ブランケンブルグの代表的症例であるアンネ・ラウに見られるように、統合失調症の障害の根本はこの情態性そのものが変容してしまうことである。花村の区画図では、その情態性の変容が内省の障害として自己意識に表出されるか行動異常として外化されるかを区別してそれぞれ「情態の変化」「行動の変化」という項を作り、その中間項を「両方の共存」とする。

さらに、強度の概念が挿入される。強度については後に考察するが、ここで便宜的にごく簡単に言い替えると、病態が主体に与える衝撃度の高さである。九区画図の各マスの中でも中間項に位置するマスは強度が高いという設定になっている。

このような理論構成のもと、それぞれのマスに見合った病態が記入され、ひとまずは図の完成を見た。しかしその後花村はさらにオートポイエーシス理論をもこの図に盛り込もうとした。オートポイエーシス理論とは人間の精神活動を一つの自己生成的なシステムと見なす斬新な理論であり、花村は河本英夫との共同作業を通して、九つのマスに呼応した九種類の「四つのシステム間のカップリング」という複雑なベン図を九つのマスに記入することで、合計四つの異なる理論を結び合わせた曼荼羅図と見まがうばかりの図表を完成させたのである。

九区画図の平易化

花村の九区画図を理解するためには次の四点を理解しなければならない。

一　縦軸に据えられた、「構造の変形」「力動の逸脱」とその中間である「欠損の媒介」。
二　横軸に据えられた、「情態の変化」「行動の異常」とその中間である「両方の併存」。
三　強度という概念。
四　オートポイエーシス理論。

ここであらかじめ一線を画しておきたいのは、四点目のオートポイエーシス理論である。花村の九区画図にオートポイエーシス理論にもとづいた九種類のカップリング図が書き込まれるようになったのはわれわれが確認した限り、一九九八年の論文[8]からであり九区画図の初出が一九八六年[2]であったことを考えると初出から十二年目の改変である。しかしその改変からすでに十四年が経過している。花村は、オートポイエーシス理論との出会いを、それまでのデッドロックの状態から抜け出すための契機として重要視しているが、われわれの見るところでは、九区画図の各区画すべてにカップリング図を描き込んだ図は、図としてのダイナミズムを損ない、九区画図の秘めていた可能性をかえって縮小してしまっている。

そのような判断から、本発表では、オートポイエーシス理論にかかわる部分を主題的には扱わないこととする。そしてここで何度も立ち返ることになる花村の図を一つ（図1）[6]に限定する。

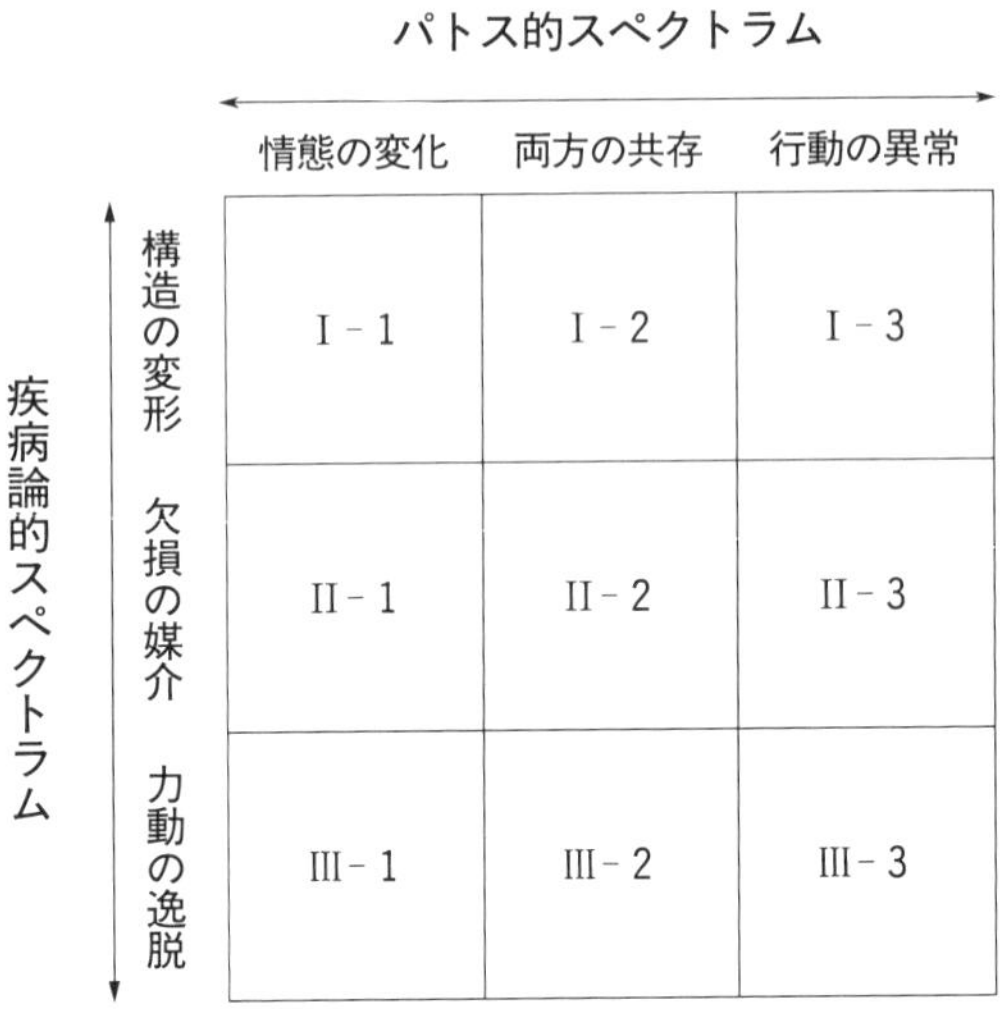

パトス的スペクトラム

	情態の変化	両方の共存	行動の異常
構造の変形	I-1	I-2	I-3
欠損の媒介	II-1	II-2	II-3
力動の逸脱	III-1	III-2	III-3

疾病論的スペクトラム

図1 （文献6より）

1. 縦軸

まず縦軸を見てみよう。

「構造」と「力動」はヤンツァリクの根幹的な概念だが、ここは一挙に単純化して、「人格」と「情動・欲動」としてしまおう。

つまり、「構造の変形」↓「人格の変形」、「力動の逸脱」↓「情動・欲動の逸脱」と読み替える。

問題はその「中間」である「欠損の媒介」である。

花村は「欠損」としているが、いわゆる「欠陥」のことでありG・フーバーの「純粋欠陥」の概念に通じる。興味深い概念であるが、平易化のために

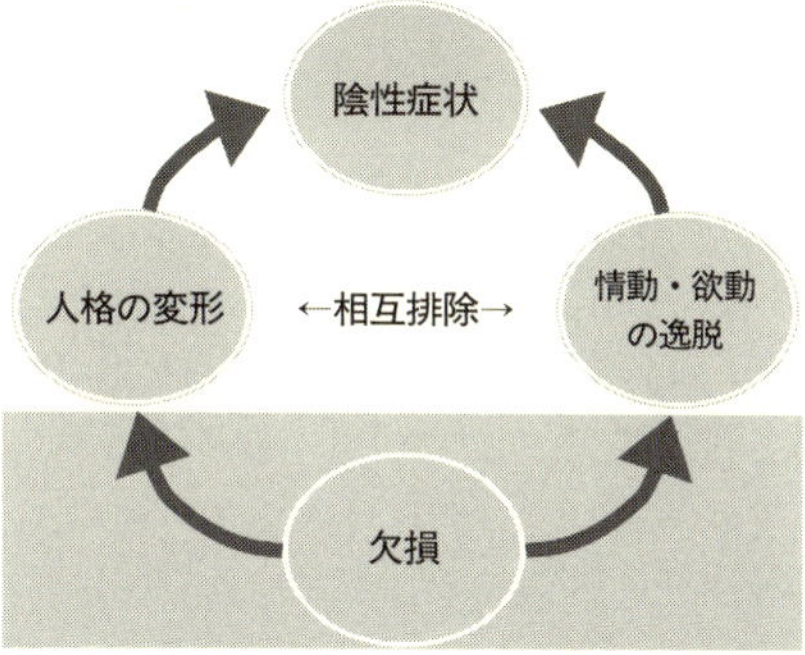

図２　中間項と他の２項との関係を示す概念図
（平易図縦軸）

「陰性症状」と読み替えよう。

さて花村はこの「中間」領域に重要な意味を付与している。

ただ二つの領域がオーバーラップしているだけではなく、この「中間」は二つの領域の障害の発生源であるとする。さらに二つの領域は本来相互に代償しあう関係であるため、二つの領域がともに障害されることは、病態としては新たな次元に沈み込むという事態であるとしている（図２）。

２．横軸

次に横軸である。

「情態」は「内面」と読み替える。[*1] つまり「情態の変化」→「内面の変化」である。「行動の異常」「両方の共存」はそのままで平易である。

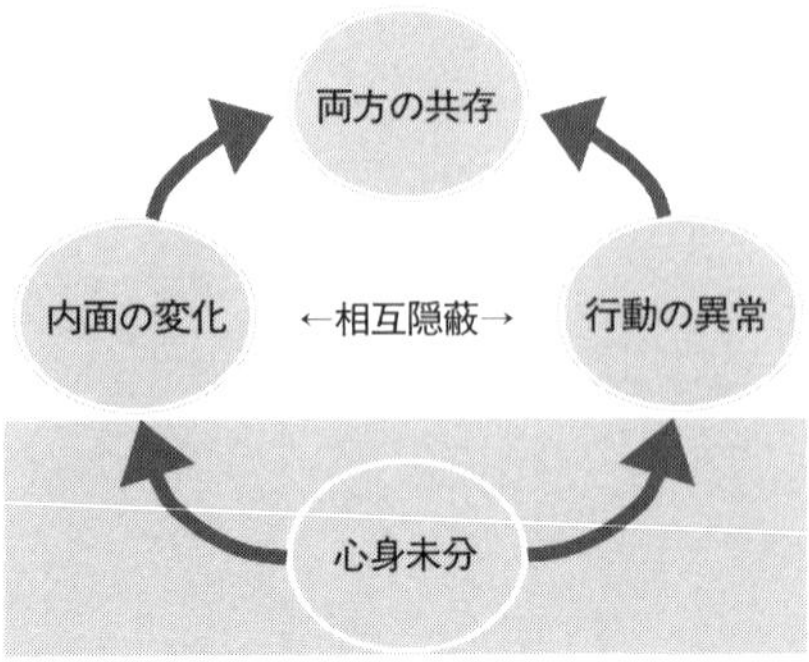

図３　中間項と他の２項との関係を示す概念図
(平易図横軸)

さてここでも「中間」領域が問題になる。

内面と行動、心と身体とは、相互に隠蔽的で、図と地の関係をなすとされている。そういう構造にある二領域の障害が共存するには、図と地の構造そのものが破綻した、これも新たな次元に突出していると意味付けられている。また病的破綻とは逆に、相互隠蔽的関係以前の健全な両者の混交があるはずで、それを「心身未分」（これは筆者らによる用語）と名付けて図式化する（図３）。

さてそうすると、「中間の中間」であるⅡ-２のマスは、二重の意味で新たな次元に突き抜けた、異空間ということになる。

3．マスを埋める

次に各マスに入る代表的な疾患を検討していこう。

すでに花村によっていくつかが埋められている。

Ⅰ-1には内省型統合失調症が入る。[3]このマスでは世界の体験構造としての人格が変形するが、情動・欲動に異常はなく、内面的な苦悩が強いが行動には現れない。

Ⅰ-3にはパラノイアが入る。[3]世界の体験構造としての人格が変形するが、情動・欲動に異常はないという点ではⅠ-1と同じである。しかし、内的な苦悩は乏しく、外的世界に向けて妄想的言動が前景にせり出す。

Ⅲ-1には夢幻様体験が入る。[3]Ⅰ-3とは正反対に、世界の体験構造としての人格は保たれるが、情動・欲動が独走し始める。病的世界はもっぱら患者の内面で展開され、外観上は「柔らかい昏迷」と呼ばれるような静謐さを保つ。

Ⅲ-3には緊張病が入る。[3]Ⅲ-1と同様、世界の体験構造としての人格は保たれるが、情動・欲動が独走しはじめ、内的世界は散乱し、精神運動興奮、あるいは「硬い昏迷」という激しい行動の病理に支配される。

＊1　先に概説したように「情態の変化」は内省の変化として自己意識に表出されるものを指すもので、〈自己意識＝内面〉vs.〈行動＝外面〉という図式的解釈をここに施した。

これら四隅に位置する病態は、統合失調症であるとしても辺縁群であり、統合失調症の中核群は、それ以外の「十字形をなす中間地帯」に分布する。

まずは「中間の中間」、Ⅱ-2に入る病態が早くから決定されている。(3)

それは典型的分裂病性欠損精神病である。(14)*2 四隅の疾患が位置する次元から二度次元を踏み抜かないとこの領域には入れない。しかしまたどの区画にあてはまる疾患でも、その発症のオンセットはこの区画から始まる、と見なされる。(7) 最重症の病態であると同時に、発病以前から個体に内包されている精神病の「胚芽」もここに配置されるという、九区画の中でも最も特異的な位相空間である。

典型的分裂病性欠損精神病（定型的分裂病性欠損精神病とも訳される）とは、「特有な分裂病性が病像を支配し、ポテンシャル減少の徴候である純粋欠陥症候群は精神病性・定型的な分裂病性体験・表出症状に干渉されて背景に退いている」(13)病態のことであるので、これは、症状が多彩な難治性の慢性統合失調症と言い替えておこう。

さて残るは中央を除く中間の四領域である。

この領域についての花村の記載は少ないが、われわれが確認できた範囲で唯一この領域について記載されている論文(7)によると、Ⅱ-1では、体感異常が常同的に訴えられ、Ⅱ-3では行動異常が常同的にくり返される。どちらも身体が強度を伴うようになっており、病識は欠如する。

Ｉ-２では、病的合理主義、Ⅲ-２では一級症状のマイルドな多産があるとされる。どちらもシュープの時に通過し、どちらも言語が強度的に用いられる。病識はなくとも病感は残す。これらを総合すれば、Ⅱ-２は常同言語と常同行為、言語と身体の両方の強度的使用ということになる。

さて以上をまとめれば上の図となる（図４）。

さらに、中間の十字領域の強度の度合い、病態次元の違いなどを視覚的に表現するものとして、立体版を作成した（図５）。この図で、一番低い位置にある四隅のマスは、強度レベル０、中間の高さにある十字領域のマスは強度レベル１、最も高い位置にある中央のマス（Ⅱ-２）は強度レベル２である。マスの高さが上がるにつれて病態の持つ強度のレベルが上がり、難治性が高まる。

＊2　以下、「分裂」「分裂病」という言葉が数回登場する。二〇〇二年の呼称変更によってschizophrenia の和名は「統合失調症」に変更されたが、それ以前に発表された日本語文献や翻訳文を引用する場合に限って旧呼称をそのまま使用する。

	内面の変化	両方の共存	行動の異常
人格の変形	I－1 内省型	I－2 病的幾何学主義	I－3 パラノイア
陰性症状	II－1 体感異常を常同的に訴える	II－2 症状が多彩な難治性の慢性様態	II－3 常同行為
情動・欲動の逸脱	III－1 夢幻様体験	III－2 一級症状のマイルドな多産	III－3 緊張病

図4　花村の9区画図の平易図

4．発見的相関

花村の図のユニークな点は、このように平易化した図からでもさらにさまざまな発見ができるという点である。たとえば、I-3とⅢ-1、I-1とⅢ-3とは互いに対照的な位置にいるように見えるが、両者の間を往復する症例もある。

前者の右上がりの往復線を、妄想的ディスクールの線、後者の左上がりの往復線を分裂病エノンセの線と見なしたことも[1]一つの発見である。前者は言表内容によって病的世界が開示される、つまりは妄想的〈語り〉が前景に出る病態を結ぶ線であり、後者は言表の不可能性に陥る病理、つまりは〈語り〉の不成立が前景に出る病態を結ぶ

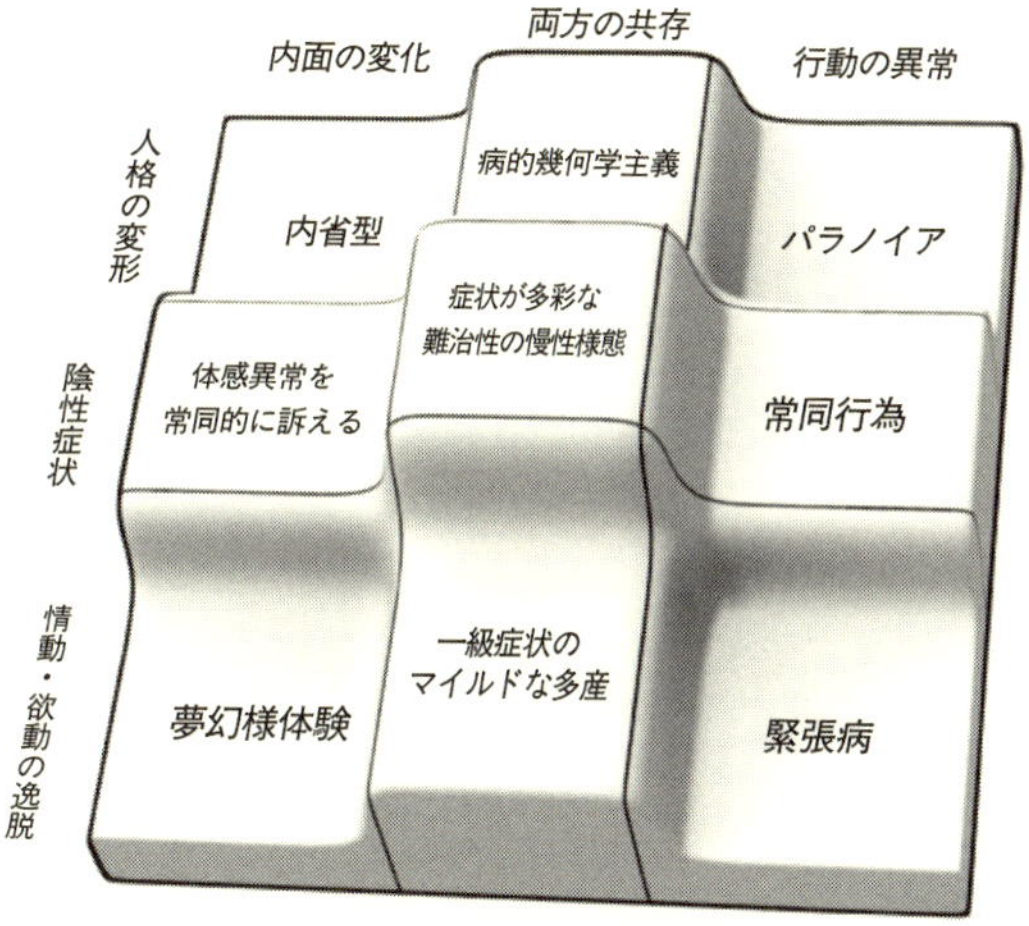

図5　花村の9区画図の平易図（立体版）

線である。

また、マスからマスへの病態の変遷は「路面電車のようなものではなくてジェットコースターのようなもの[15]」と語られるように、マスとマスとの間には急峻な位相の落差があることも臨床実感に即している。

この図を眺めながら自身の抱えている症例がこの図のどこに位置するのか、その症例の経過はこの図で言えばどのマスからどのマスへと変遷したことなのか、などを考えている間に、さまざまな発見がなされるだろう。

われわれは、この図には入り口はあっても出口はないことを〈発見〉した。病態的に重篤であればあるほどそれにふさわしい場所が用意されているが、寛解する道筋は示されていない。寛解した患者は、いつの間にか、夢から醒めたようにしてこの九区画図から放り出されることになる。

5. 強度

さて、強度の問題が残されている。強度については花村自身によるさまざまな説明があるが、温度や速度と同じく対象的に把握しづらく、「出来事性」そのものであるので、芸術作品から受けるインパクトと同じく、どのように説明しようと十全に説明しきれるものではないであろう。

花村による「強度」についての論述を探して文献を渉猟しても、「強度」についての明確な定義や概念化には出会えない。ミュラー＝ズーアの概念である「出来事としての分裂病性」やC・H・パースの記号論が引用されるうちにいつの間にか花村独自の用法で花村論文の中で活用され始める。(3) たとえば「強度」について説明する文章の中に次のような定義的表現はある。

「イコン的わけても出来事的構成素の産出としてのシステム間の連結の解体」（一九三頁）(7)

しかしこの文も、よく読めば主語は「分裂病的なもの」であって「強度」ではない。

「分裂病者は例の「力動の逸脱」のさなか、言語の水準における意味的不連続、つまり非人間的な死を受け容れつつ、イコンの水準における強度的連続に賭けることになる」（一二三頁）(2)

花村の言う「強度」が何であるかは、上記引用のような文中での使われ方からその意味を各人で類推するしかない。われわれの議論も、この強度について共通の認識を得ることに最も時間が費やされた。類縁の言葉として、「パンチが効いている」「ヤバい」が挙がった。またわれわれが何に対して強度を感じるのかについても議論した。強度を感じる対象として、ディビッド・リンチ[*3]の映画、太陽の塔[*4]、ミスターオクレ[*5]、蛭子能収[*6]、志茂田景樹[*7]、美輪明宏[*8]、野見隆明[*9]が挙がった。さらにはアニメ『新世紀エヴァンゲリオン』に登場する「使徒[*10]」、あるいはマンガ『鋼の錬金術師』に出てくる「真理の扉[*11]」。

他にもさまざまな「私の強度」があるだろう。いや「私の強度」しかないとも言えるだろう。われわれ各人による「強度」の言い替えはできてもその言い替えをわれわれが納得して共有することはついにできなかった。

強度については概念的にあれこれ詮索するよりも、仲間内で、「強度」という言葉を試験的にでも使いあって流通させあい、自身の言語感覚の中でゆっくりと消化していくくらいがちょうどいい、というのがわれわれの暫定的結論である。花村の「強度」概念だけは、安易に簡易化して別の言葉に置き換えてしまうとすべてが台無しになってしまうほどのものであるようにわれわれは感じている。

パラレルワールドとしての〈逆〉九区画図

1．真理の扉

さきに名前が出たマンガ『鋼の錬金術師』は、魔法としての錬金術が横行する世界を舞台としたダークファンタジーであるが、それを原作とするアニメ映画『劇場版 鋼の錬金術師シャンバラを征く者』では、パラレルワールドとして、通常の科学が浸透する現実的世界も提示され、「錬金術」の世界では錬金術的魔法を駆使して悪夢的な敵たちと壮絶な戦いをくり広げている主人公たちが、全く同じ姿形のまま、パラレルワールドである「通常の科学」

の世界で平穏な日々を送っている。二つの世界は言わば分身的関係として、全く同一でありながら別様のあり方を示しながら同時平行的に展開している。花村は、統合失調症の治療者は自ら分身的存在とならざるを得ないことを示唆しているが、[7] このアニメ映画の提示している二重世界は花村の示唆と、その臨床感覚という点において類似している。

花村の九区画図が、強度を伴う、「真理の扉」であり、精神病以外の世界とは隔絶された

＊3　アメリカの映画監督。日本ではテレビドラマ『ツインピークス』で有名になった。
＊4　大阪万博（一九七〇）のシンボルとして岡本太郎によって制作された巨大モニュメント。
＊5　吉本興業所属のお笑いタレント。貧乏、無気力、無表情が芸風。
＊6　シュールな作風の漫画家。独特の風貌を持ち、タレントとしてメディアに出ることも多い。
＊7　直木賞作家。奇抜なファッションセンスが注目されしきりにメディアに登場するようになった。
＊8　紅顔の美少年としてデビューした歌手、俳優。ゲイであることを公言して芸能活動を行ったパイオニアでありカリスマ的存在。
＊9　無名の一般人だったが、その特異なキャラクターを松本人志（お笑い芸人）に発見され、松本監督の映画『さや侍』（二〇一一）の主役に抜擢された。
＊10　庵野秀明監督で大ブームを巻き起こしたアニメ。「使途」は執拗に人類を攻撃してくる謎の生命体。個体ごとに全く異なった特性を備えていて視聴者の意表を突く。
＊11　荒川弘のマンガ。「真理の扉」は異世界に浮かぶ扉で、死者を蘇らせる錬金術を使うとこの扉が現れ、術の成就と引き換えに術者を扉の中へと引きずり込もうとする。

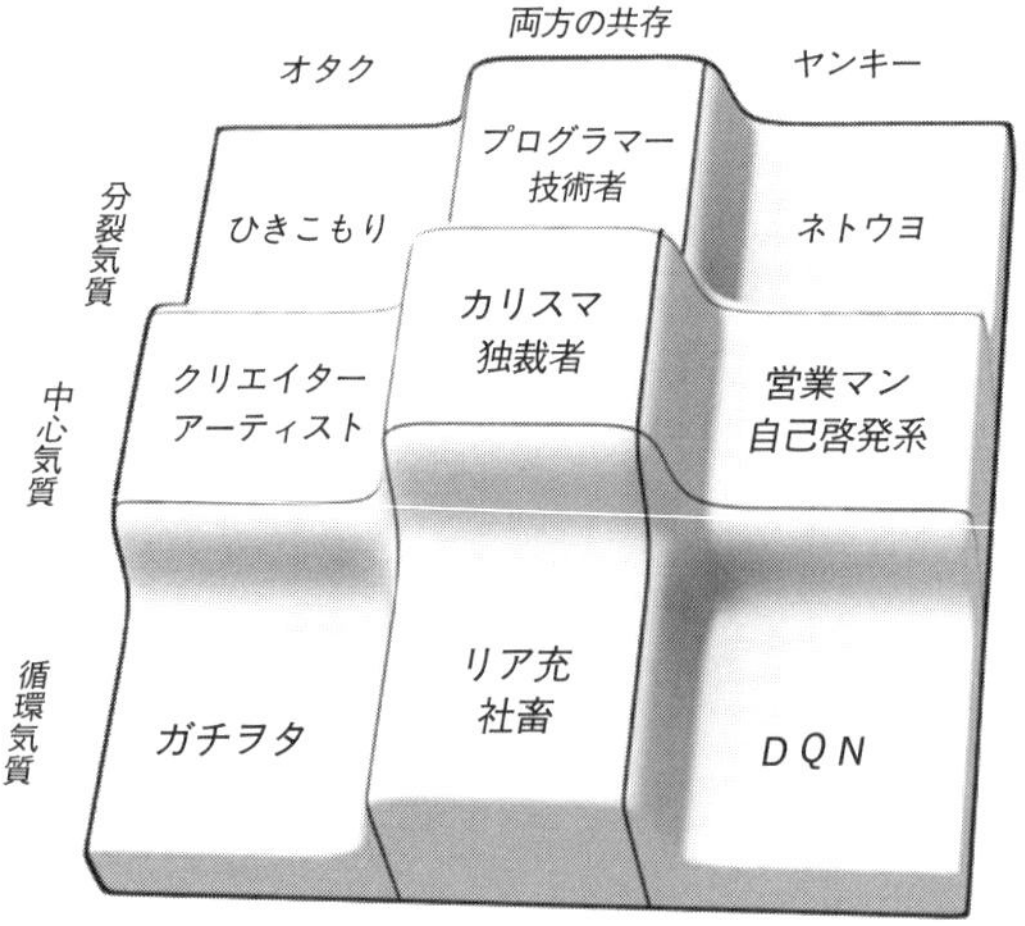

図6　〈逆〉9区画図

ものであるとすれば、そのパラレルワールドとしての、非精神病的領域における九区画図を作成してみてはどうか。われわれは時を移さず新たな九区画図を作成することに集中し、上のような図を作成した（図6）。図中に登場するオタク[12]、ヤンキー[13]、ネトウヨ[14]、ガチヲタ[15]、リア充[16]、社畜[17]、DQN（ドキュン、あるいはディーキューエヌと読む）[18]については脚注を付しておく。

2．縦軸

これは現代日本人のさまざまな類型を、社会結合性を垂直の軸として区画図を構成したものである。縦軸は、〈分裂気質・中心気質・循環気質〉とした。

上の段は、花村原図の「構造の変形」(平易図では「人格の変形」)に対応すると思われる「分裂気質」(正常レベルの人格の偏奇という意味で対応)を置いた。下の段は、花村原図の「力動の逸脱」(平易図では「情動・欲動の逸脱」)に対応すると思われる「循環気質」(正常

＊12 特定の趣味や事柄に強い関心を持つが、それ以外のことには関心を示さず、社会性・社交性に乏しい人々。
＊13 派手好きで喧嘩好きの不良少年少女。成人すると保守的で行動的な地域のリーダーになり、地域の伝統文化を守っていたりする。
＊14 ネット右翼の略。「インターネット上で右翼的・排外主義的な言動・主張を行う人物」であり、多くの場合、陰謀論を信じる傾向がある。強大な権力を持つ集団がある意図を持って世界を操っているとする世界観を持ち、不都合な組織に対する攻撃やプロパガンダを行う。
＊15 オタクの中核群。社交的でコミュニケーション能力は高い。趣味的活動においてしばしば情動や欲動が独走するが、活動の場は自分たちのコミュニティー内にとどまっており外的世界に影響を与えることは少ない。
＊16 現実(リアル)での生活が充実している人々のこと。現実生活から遊離した生活を送るオタクたちから揶揄と羨望をこめてこう呼ばれる。
＊17 企業に飼いならされ自分の意思や良心を放棄した人間を揶揄する言葉。
＊18 元ヤンキーが多数登場したテレビ番組「目撃ドキュン!」が語源。不良や反社会的な人間、非常識で支離滅裂なことを言ったり説明能力のない人間を指す言葉。精神運動興奮あるいは激しいヤンキー的行動に支配され、外的世界に多大な影響を与える。

レベルの情動の変動という意味で対応）を置いた。

中心気質は安永浩が提唱した、類てんかん気質を含みつつそれを拡大した概念である。[18]「ふつうにのびのびと発達した五、六歳くらいの子ども」がその中核的なイメージである。自然の動物に近い気質であり、他のすべての気質もこの気質からの発展、分岐、偏向にすぎない、という認識ゆえに「中心」気質と名付けられている。

したがって、〈分裂気質‐中心気質‐循環気質〉という軸構成は、中間のマスが上下のマスの発生源となっているという構造も含めて花村原図の構造を受け継いでいる（図７）。

安永によると子どもはみんな中心気質であり長じるにつれて分裂気質や循環気質に分岐する。中心気質のまま成人になる人もいるが、いったん分裂気質や循環気質として完成した人でも職業生活上の要請などから中心気質に回帰する場合もあるとわれわれは考え、花村の中間項の構造を適用してみた。

縦軸の三項目のうち、社会結合性が最も高いのは循環気質ではないかという異論があろうが、昨今の日本社会は徐々に中心気質化してきていて[17]循環気質者だからといって社会適応しやすいとは限らない状況にあることを考慮した。また循環気質者は既存の社会への適応に拘泥するが、中心気質者はみずからが社会を創出しようとする傾向を持つ。そのような傾向性

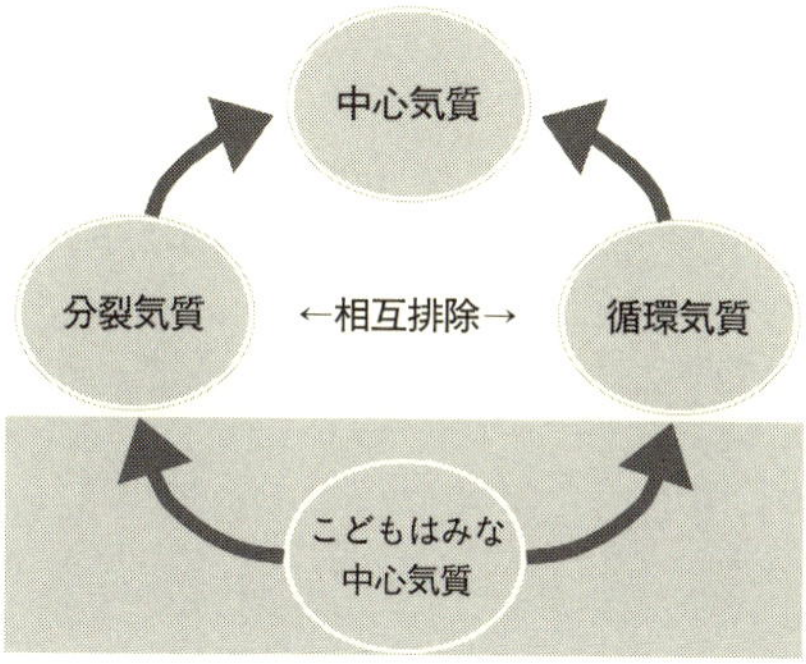

図７　中間項と他の２項との関係を示す概念図
（〈逆〉９区画図縦軸）

こそが高度の社会性である、という見地から、中心気質が最も社会結合性が高いと位置付けている。（本論で言う「社会結合性」とは、個人が社会に従属的に適応するのではなく、個人が社会と対等にわたりあって社会そのものに強い影響を与えていこうとする傾向を指す。）

3. 横軸

横軸は、〈オタク‐両方の共存‐ヤンキー〉、とした。

これも花村原図の、〈情態の変化‐両方の共存‐行動の異常〉との対応性は保っている。内面世界にどっぷり浸るのがオタクであるので左側に配置し、とにかく行動優位であるのがヤンキーなので右側という非常に類型的な判断である。オタクとヤンキー

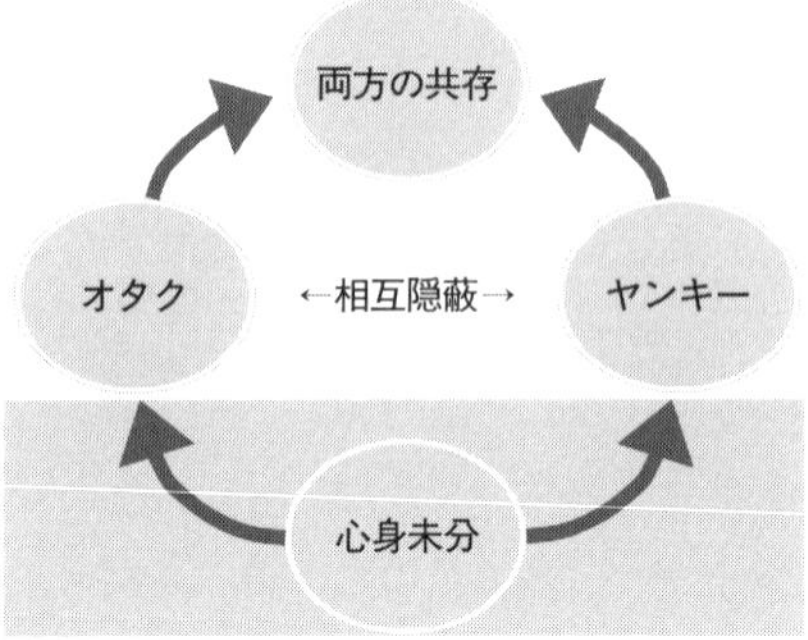

図８　中間項と他の２項との関係を示す概念図
（〈逆〉９区画図横軸）

が並び立たないことは誰の目にも明らかだが、だからこそ両者が併存することによって一段と高い社会結合性がもたらされると考えてみた（図８）。

さてこのような軸構成のもと、各マスを埋めてみたのが図６である。

「中間の中間」には現代社会のリーダー達が位置する。Jobs, S.P.（スティーヴ・ジョブズ）[*19]、孫正義[*20]、橋下徹[*21]らを念頭に置いている。中間の十字帯全体に、社会結合性が刻印されるものとし、何らかの職業についていることを条件にした。

４．強度と社会人

このような作図の作業は、決して全体を見通した上でなされたわけではなく、局所局所の条件に合うような類型を忠実に考えてマスを埋めていったのであるが、いざ完成してみると各マスの内容同士がダイナミックな関係性を孕んでくることがわかった。

例えば花村の原図で指摘されていた右上がり、左上がりの対角線上の関連性をこの図に対応させることで意外な共通点が見出せる。[*22]

また、原図で最重症の統合失調症の場所として指定されているⅡ-2がこの図では現代社会のリーダーでありパイオニアである人物たちの場所として指定されることも興味深い相関

＊19　アップル社の共同設立者の一人。そのカリスマ性を示すさまざまなエピソードがある。二〇一一年死去。

＊20　ソフトバンクグループの創業者。日本を代表する実業家として大胆な戦略を次々と打ち出し、若者からも広く支持される。

＊21　元大阪府知事、現大阪市長。明解な論理と強引な手法で積年の問題に次々とメスを入れ、有権者からカリスマ的信頼を得ている。

＊22　先に記した花村の「妄想的ディスクール」「分裂病エノンセ」という視点を代入すると、ガチヲタとネトウヨとは正反対の特徴を多く持つ、ある種の対極的存在であるがどちらも何事かを語らずにはおられない、語ることによって自己を確認しているという点では共通していると見ることができるし、ひきこもりとDQNも、同じく正反対の存在であるが、こちらは語ることの不可能性の中で自己を確認しているという点で共通しているという仮説を読み取ることもできる。

である。両極端に位置するものが意外な共通点を持つことに気づかされる。

原図で、狭義の統合失調症の領域とされた中間の十字帯は、この図では定職を持つ社会人の領域に相当する。現代の日本の社会において、この図の四隅に位置する諸類型から見て、定職を持つ社会人になるには大きな壁があろう。彼等にとって職業社会への参入は強度的体験である。社会の強度を自家薬籠中のものにしない限り、つまりは自らの内にその強度を引き受けない限り中間の十字帯へとは進めない。

統合失調症の病理の根幹を形成する「強度」と逆対応する形で、この図では社会参入の際に人が体験する強度が問題になる。それはすでに社会参入している人間から見ると何ら特別なことではないが、社会の外にいる人間からは果てしなく高い壁のように感じられる強烈な何かであり、社会そのものが持つある種の醜悪さであるかもしれない。このような視点も事後的ながら見えてくる。

今回の試みの意義

精神病理学に一定の理解のある読者であれば、花村の論文を目を皿のようにして読めば、花村の言わんとすることは何となく理解することはできる。しかしそのような理解は一方向的で一時的なものであり、関心が離れるにつれて脆くも崩れ去り、漠然としたイメージだけが残されるに過ぎない。理解を定着させるためには読者自身の固有の理解の図式が読者の中に構築されなければならない。その際には花村オリジナルから読者オリジナルへの変換が必要になる。

その作業は花村オリジナル側からは誤読の作業となるだろう。〈似て非なるもの〉が生み出されることとなる。しかしそれによってこそ花村の九区画図の本願である臨床応用が可能になるとも言える。なぜなら読者オリジナルを作製する過程は、可能な限り花村オリジナルの骨子を保存するためにくり返しオリジナル論文を読み込む作業でもあるからだ。ある種の翻訳作業を通して、ただ理解するために読む以上の読解が可能になる。それは誤読するために精読し、精読するために誤読するというややパラドキシカルな作業である。そのような作業をわれわれは数名の協同作業として行い、われわれなりの読者オリジナルである平易図を作製した。

その過程はまたわれわれに新たな制作過程を促した。自然発生的に生成したこのプロセスにわれわれは身をまかせ、〈逆〉九区画図を完成させた。これもまた読者オリジナルであるが、先の平易図がマイルドな誤読であるとすれば、こちらはパロディ同然のハードな誤読である。これらの作業は花村原図を読み込む作業の只中からおのずと枝分かれしてきたものであり計画的なものではなかったがそれゆえに、花村原図を逆照射し、より豊かな臨床応用への道筋を開く端緒となるものであるとわれわれは確信している。

本稿は日本精神病理・精神療法学会第三十四回大会（二〇一一年十月、名古屋）で発表した内容に加筆したものである。議論に参加いただいた神戸臨床精神病理研究会のメンバーに感謝する。

（1）花村誠一、赤間啓之「ラカン以後その諸相と核心―精神分析と分裂病論」imago、五（三）：一二二―一六一頁、一九九四年

（2）花村誠一「分裂病者の死の系譜―地と図の間で」臨床精神病理、七（二）：一一三―一二六頁、一九八六年

（3）花村誠一「記号論的端緒」木村敏、松下正明、岸本英爾編『精神分裂病―基礎と臨床』五五―六五頁、朝倉書店、一九九〇年

（4）花村誠一「夢体験の解釈と分裂病の理論―記号論的端緒」臨床精神医学、二〇（五）：五六七―五七七頁、一九九一年

（5）花村誠一「表現とは何か―表現精神病理学の立場から」日本芸術療法学会誌、二四（一）：一九八―二〇一頁、一九九三年

（6）花村誠一「分裂病圏と位相空間―オートポイエーシス論によせて」現代思想、二一（一〇）：一三一―一三七頁、一九九三年

（7）花村誠一「分裂病の精神病理学とオートポイエーシス」河本英夫、L・チオンピ、花村誠一他『精神医学　複雑系の科学と現代思想』一七三―二三九頁、青土社、一九九八年

（8）花村誠一「精神は分裂せず、ただ転態するのみ―オートポイエーシスの格率」精神経誌、一〇〇（三）：一七七―一八五頁、一九九八年

（9）花村誠一「システム論的転回」松下正明総編集『臨床精神医学講座二四　精神医学研究方法』四〇四―四二九頁、中山書店、一九九九年

（10）花村誠一「ゾテリア計画と複雑系の科学―感情論理を超えて」臨床精神医学、三二（十）：一二一五―一二二五頁、二〇〇三年

（11）花村誠一「生の強度（ＩＯＬ）について―芸術療法の独自性」日本芸術療法学会誌、三八（二）：七―二四頁、二〇〇七年

（12）花村誠一「精神科医療における『身体』の問題―医療観察法の時代に」日本社会精神医学会雑誌、一八（三）：三六三―三七〇頁、二〇一〇年

(13) 針間博彦「Huber, G. : Reine Defektsyndrome und Basisstadien endogener Psychosen 解説」中安信夫編集代表『精神科臨床のための必読100文献』一一二―一一四頁、星和書店、二〇〇三年
(14) Huber, G. : Reine Defektsyndrome und Basisstadien endogener Psychosen. Fortschr. Neurol. Psychiat., 34 : 409-426, 1966
(15) 木村敏、花村誠一「精神病理学とオートポイエーシス」現代思想、二四（二）：三三一―四九頁、一九九六年
(16) 杉林稔「〈中心〉をめぐる考察―太陽体験（宮本忠雄）と中心気質（安永浩）」臨床精神病理、三二：一八七―一九二頁、二〇一一年
(17) 安永浩「境界例と社会病理」『分裂病の病状論』一三五―一六四頁、金剛出版、一九八七年

●「花村誠一の『九つの区画』を平易な表現に変換する試み」について

平易な表現、と言いながら、全く平易ではない内容になってしまっていることを申しわけなく思っていますが、共著者を含めた数名と淡路島で合宿して花村先生の論文の理解の仕方についていろいろと議論を交わしたことが懐かしい思い出です。これら仲間との議論なしには絶対に生まれなかった論文です。前半は真剣勝負ですが、後半は遊び半分、真面目半分です。花村先生を理解するにはこれくらいの気楽さが必要なのかもしれません。この内容を学会で発表した時、座長が花村先生でした。雷おやじの前に立ついたずら小僧の気分でした。お叱りを受けることを覚悟していましたが、先生は終始にこにこされていて、一同、ぽかんとしました。何か憑きものが落ちたような気分でした。

詩の翻訳者としての精神科医
――中井久夫の訳詩体験から学ぶこと

はじめに

本稿は精神科医である中井久夫が手がけた翻訳詩と、自身の訳詩体験を綴ったエッセイとをもとにして、精神科医が統合失調症患者を診療する時の態度がいかにあるべきかについて、芸術療法の観点から検討を加えることを目的としている。

中井の訳詩は、単行本として刊行されたものでは次の五冊がある。[14~18]『現代ギリシャ詩選』(一九八五年)、『カヴァフィス全詩集』(一九八八年)、『括弧　リッツォス詩集』(一九九一年)、『ヴァレリー　若きパルク・魅惑』(一九九五年)、『ヴァレリー詩集　コロナ/コロニラ』(二〇一〇年)。

中井の訳詩体験を綴ったエッセイは少なからず存在するが、『私の日本語雑記[19]』にまとまった記載がある。

そこには次の二つのフレーズが刻まれている。

精神科医という職業は一種の翻訳者、それも少なくとも統合失調症の場合には、散文よりも詩の翻訳者に近いところがありそうに思うことが時々ある。（一五三頁）

ではなぜ詩ではなくて訳詩なのか。詩であったならば、私の器量では精神科医としての営みができなくなっていたにちがいないと私は思う。精神科医の分際とは、文化移転者であり、翻訳者でなかろうか。（一六九頁）

本稿はこの謎めいた言葉を導きの糸とする。

翻訳のプロセス

1．詩について

中井は次のように書いている。[14]

詩とは言語の兆候的側面を前面に出した使用であり、散文は言語の図式的側面が表になった用法である。（三頁）

詩の定義は多種多様であり本稿のテーマではない。ここでは本稿の目的に沿う範囲での便宜上の足場として、詩とは何か、詩と散文とはどう違うのかについての簡易な説明を提示しておこう。

詩は言葉の美を追求する文学である。それに対して小説やエッセイなどの散文は、言葉によって物語や思考を創出する文学であり、言葉は主に意味を伝えるという実用的目的で使用される。詩では、言葉の共感覚的側面が重視され、言葉は主に、それ自体の味わいを鑑賞す

表1

散文（小説、エッセイ）	詩
言葉によって物語や思考を創出する文学	言葉の美を追求する文学
実用的目的	鑑賞的目的
言葉の記号的側面を重視	言葉の共感覚的側面を重視

るという目的で使用される（表1）

精神科の臨床場面をふりかえると、言葉はやはり実用的な目的で使用されることがほとんどであるので、その場面に詩の言葉を持ち込むことはかなりの勇気が必要である。時にそのようなことに積極的な精神科医もいるが、周囲から、詩人かぶれ、芸術かぶれの精神科医として敬遠されることにもなろう。余談だが、精神病理学を熱心に研究する医師もまた、臨床場面に哲学的な言葉を持ち込むがゆえに、哲学かぶれとして敬遠されやすい。しかし臨床で使われる言葉がすべて散文の言葉で覆い尽くされてしまうことも問題である。患者からでも医師からでも、時折はっとするような「一挙照明的[20]」な言葉が発せられて局面が大きく変化することもある。そのような言葉はたいてい「詩」の言葉であるはずである。[27]

共感覚[6]とは、元来個別に働くと考えられている、触覚・味覚・嗅覚・聴覚・視覚という五感が入り混じり協働する現象であり、有名なランボーの詩の一節「Ａは黒、Ｅは白、Ｉは赤、Ｕは緑、Ｏは青」ではフランス語の母音それぞれが別個の色彩として感覚されている。詩の言葉は時に音楽のように、時に絵画のように、総じて読む者や聴く者の五感に訴えようとする傾向が強く、言葉の記号的意味を超えて言葉そのものの持つ「味わい」を重視する。臨床場面で使われる言葉にも共感覚的「味わい」は含まれているので、センスのよい精神科医なら意識するとしないとにかかわらず共感覚的「味わい」を感知しながら言葉を使い分けているはずである。ここにも臨床における「詩」の重要性が示唆される。

2. 翻訳について

次に翻訳という行為について考察しておこう。

世にあまたの翻訳論があり多様な広がりを見せている。文献[3,4,8,10,11,13,21～23,24]を概観して筆者が理解したことは、翻訳には二つの軸、水平の軸と垂直の軸があるということである。水平の軸とは、主に実用的目的によって、異なる言語の間の橋渡しをする翻訳である。精神疾患の操作的診断基準であるＤＳＭを含めて、マニュアル類の翻訳はこの水平軸翻訳の最たるものであろう。

散文的、実用的内容のものであれば、この水平軸翻訳が有用である。垂直の軸とは、その作業が人間の言語活動の本質的な領域に降りていく翻訳である。例えば、神の言葉である聖書はそもそも翻訳不可能であるが、聖書の翻訳を手がけることでその言語の硬直化を防ぐことができるとベンヤミンは書いている。(3) デリダは、「哲学の起源とは翻訳であり、翻訳可能性というテーゼである」(4)と書いている。ニーチェは「人間は自然という本来の状態に翻訳し戻されなければならない」と考えていたという。(10) 何百種類もあると言われている人間の言語の基底に純粋言語[*1]があり、翻訳とはそれに向かう運動である、(3) という考え方もある。いずれにしても言語の本質の深みへと降りていくことがこの垂直軸翻訳である（図1）。

＊1　ベンヤミンの概念。さまざまな言語の根底にある真理の言語であり、沈黙の言語であるとされる。現実の言語ではなく理念としての言語、あるいは深層言語と捉えてもよい。旧約聖書に、かつて人々はひとつの言語を話していたがバベルの塔を建設したことで神の怒りに触れ、人々は互いに異なる言語を話すようにさせられたという物語がある。このときに失われた言語が純粋言語であるとみなすこともできる。

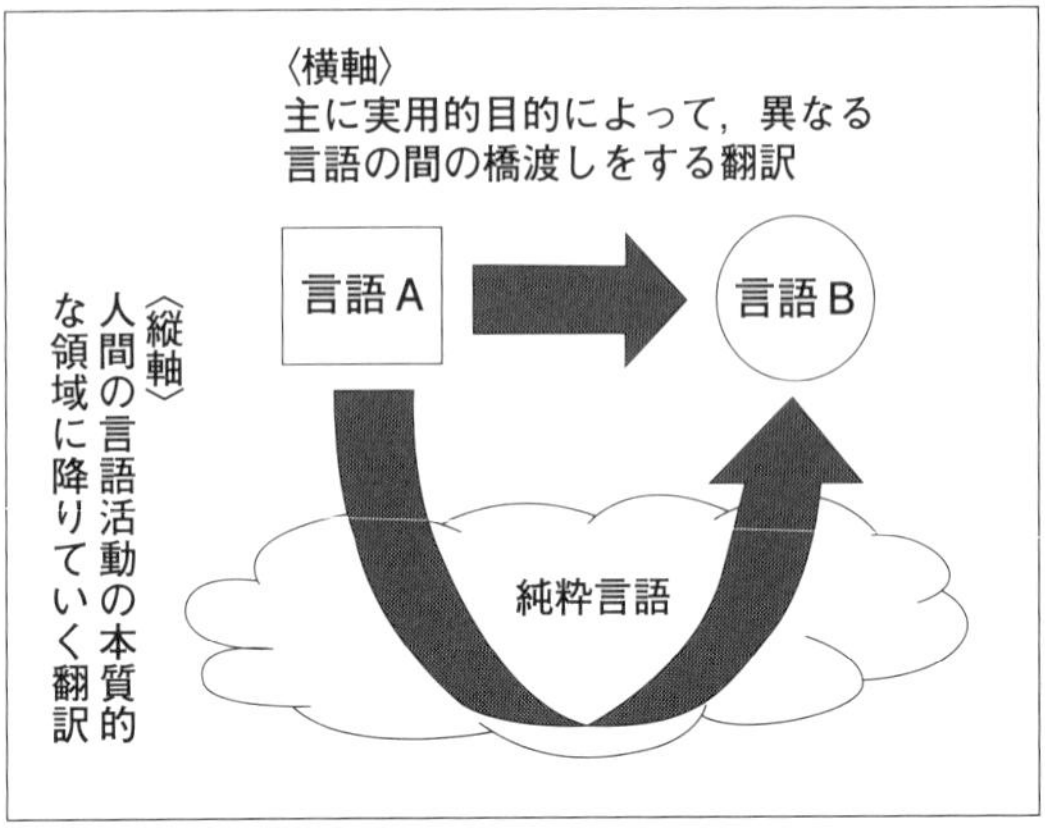

図 1　翻訳の横軸（水平軸）と縦軸（垂直軸）

3. 翻訳のプロセス

さて、この両方の軸を見据えながら、翻訳者が体験する翻訳のプロセスを見事に抽出したのがスタイナーである。彼は翻訳の辿る筋道として次の四つの段階があると言う[24]。

一　原典への信頼
二　原典への侵入（侵襲、攻撃）
三　併合（結合）
四　平衡を取り戻す（補償）

まず、原典が格闘するに値する内容を持っていること、努力すれば翻訳可能であること、その異言語の中に非常に重要な何かが埋め込まれていることを信頼するところから翻訳のプロセスは始まるという。それは〈他なる者〉に対する信頼でもある。

しかし翻訳者が原典を根底から理解しようとするとき、そこには必然的に原典への暴力的侵入が起きる。翻訳者は原典を侵略し、略奪し、獲物を持ち帰る。ある言語に住まう諸内容を別の言語に移し変える作業にはこのような暴力性がつきまとう。

そのように移し変えられた諸内容はそのままではまだ翻訳先の言語の中に十分な形では定位されていない。それらは翻訳者の手によって翻訳先の言語体系、言語世界の中に同化し、住みつかなければならない。その過程が併合（結合）である。

ところで原典への傾倒的信頼という段階ですでに翻訳者の心の平衡は失われている。原典への侵入、さらに翻訳先の言語への併合を経てもなお平衡は失われたままである。最後には平衡は取り戻されなければならない。それは原典に対する補償と和解というプロセスである。翻訳者が知りえたことが原典の一部でしかないこと、自らが産出した翻訳作品はあくまでも原典をめぐる派生物の一つでしかないことなどに気づくことである。

このプロセスは、精神科臨床における医師患者関係、心理臨床におけるセラピストとクライアントとの関係とも通じるところがあり、興味深いものがある。

中井の記述するサリヴァン翻訳のプロセス（文献19、8章）ともかなりの一致が見える。見比べてみよう。

まず中井がサリヴァンの著作に対して大きな信頼を置いていることは例証するまでもないだろう。次の「原典への侵入」にあたると思われる部分は、中井が難解なサリヴァンの文章をしばしば「原子命題」にまで分解し、それを「思考の遠近法」に忠実な文章に組み立てなおすという作業を行ったこと、単語レベルでの対応性を捨てたこと、伝記を読んでサリヴァンの肉声を想像しながらサリヴァンの思考を読み取ろうとしたことなどが対応するだろう。読みやすい日本語にする努力として、「原文と日本語とを往復しているうちに」、「ちょうど動いているベルトコンベアーの上に語を、フレーズを、クローズを、センテンスを、パラグラフをひょいひょいと載せてゆく感覚」を獲得しながら作業を進めたこと、また当時（一九四〇年代）の講演会の様子を具体的に調べ上げたうえで自らが演壇に立っているような気持ちになって日本語を紡いだこと、などが「結合」のプロセスであっただろう。

仕上げの作業については次のように書かれている。

もっぱら文章を磨きニスを塗ることである。もうほとんど原文を見ず、日本語としての建築性とリズムの向上を目指した。（中略）私は校正刷りを製本して持ち歩いた。こうすると、校正刷りでは見つからない誤植やあいまい表現が見つかる。このころになると、建築物が足場を取

り払われる時のように、さまざまの苦労は夢のように消えてゆく。（二二七頁）

翻訳作業という特異的な体験世界からの離脱のプロセスを読み取ることができる。職人仕事を思わせる中井の翻訳プロセスにおいては、作品に「磨きをかける」という作業そのものが作者を作品世界から離脱させる道筋であり、そこには「破損された原典を補償する」という意識よりも全ての身体感覚を集中的に投入した作業からの帰還という、作業者中心的な観点が前面に出ている点が興味深い。また中井は、サリヴァンのような「悪文」の翻訳に悪戦苦闘することによって出た後遺症として、自身の文体にひずみが出ること、精神医学論文が書きにくくなったことを挙げている。この点も、スタイナーの視点とは逆転している点である。原典への侵襲よりも翻訳者の言語感覚への侵襲に注意を喚起する中井の感性は、精神科臨床のセンスと通底するものであろう。このように見てくると、「精神科医は相手の人柄に、翻訳者は原文の文体に合わせる」と中井が書くように、中井が記述する翻訳のプロセスは、精神科医が相手の人柄を尊重しつつ精神医学的な介入を行うプロセスと大変類似していることがわかる。

詩の翻訳について

1．不可能性への挑戦

詩は翻訳が不可能であり、ありうるのは創造的転移のみである、とヤコブソンは指摘する[11]。同様のことは多くの論者が指摘している。

詩は、使用される言語体系の持つ言葉の響きや感触が重要であり、別の言語に置き換えるとそれらはすべて失われてしまう。別の言語によって、味わい方についての説明はできても原詩の味わいそのものを再現することは不可能である。聖書の翻訳が不可能であり、実在する翻訳はすべて注釈にすぎない、という見解は、詩の翻訳にもあてはまる。それは言語そのものの深みにどこまでも分け入る、純粋言語に向かう運動であり、高度の垂直軸翻訳である。

中井の訳詩についての考えを、中井の記述の中から拾い上げてみよう。

まず、「詩の翻訳は工学における技術移転などと同じく『文化移転』である」、「詩作と詩の翻訳とは別個のものである」として、詩の実作との違いが強調されている。しかし「訳詩担当のミューズ[*2]」に全力を捧げておればよいという表現もある。この言葉は含蓄が深い。本来ミューズという言葉にふさわしいのは詩の実作の方である。にもかかわらずあえて訳詩担当のミューズ（実際に名のあるミューズがいるのだろうか）を呼び出すことで、訳詩を詩の実作よりも散文的な世界の方に足場を置いたものとして位置づけつつも、同時に散文的世界からある程度は詩的世界に飛翔する作業であるという特質も積極的に認めている。それは「一般に訳詩が日本語の詩として読めなければ、それは訳ではなく注釈である」と書かれていることからもわかる。詩の実作とは異なる作業であるとしてもやはりそこには日本語の詩として読めるための、「訳詩の実作」[*3]とでも言うべき詩の制作過程が想定されている。

このような考えは、中井が翻訳を職人仕事として捉えていることに由来するであろう。「実際の私は、原文を筆写し、朗読、黙読し、そのうちに何かが深部言語意識に届くことを念願するのみである。」「音読しては前後としっくりはまっているかどうかを吟味する。職人仕事である。」中井自身「職人仕事」という言葉を使っているが、この姿勢こそが中井の手による訳詩作品に生彩と絶妙な味わいを与えていると思われる。ヴァレリーの「若きパル

＊2　ギリシア神話で人間のあらゆる知的活動をつかさどる女神たち。九人いるとされた。現在では詩や音楽の神とされている。
＊3　矛盾した言葉であるが筆者なりに工夫した表現。

ク」のクライマックスを訳す時に自身のささいな身体感覚の変化（特に胸と目頭の反応）でテストしたという話もいかにも職人仕事を思わせるが、それ以外にも、原文を頭に入れて何十年も経つと自然発生訳が生まれ自分の訳なのに他人の訳だと思い込んでいたりする、という驚異的なエピソードもある。

ここには翻訳の横の軸と縦の軸がダイナミックに交錯している。中井はあくまでも翻訳者としての抑制を忘れない。原作に忠実でなければならないという大原則は禁欲原則として常に働いている。と同時に、中井の示す翻訳過程は詩の実作と比べて何ら遜色のあるものではない。詩のミューズに全力を捧げることが言語の垂直軸での活動であるとするならば、訳詩担当のミューズに全力を捧げることは、詩の実作という垂直軸での作業と言語翻訳という水平軸の作業とがダイナミズムを保ちながら同時並行的な職人芸として遂行される「斜行的」活動である。

中井の訳詩もまた、ヤコブソンの言う「創造的転移」に含まれるであろう。しかし通常行われる「創造的転移」が、転移元の言語感覚を犠牲にして転移先の言語による詩の実作に限りなく近いものであるのに対して、中井の訳詩は職人仕事的な方法を駆使して、転移元の言語感覚を可能な限り保持しつつ転移先の言語の詩としても十分味わえるという離れ技の成果

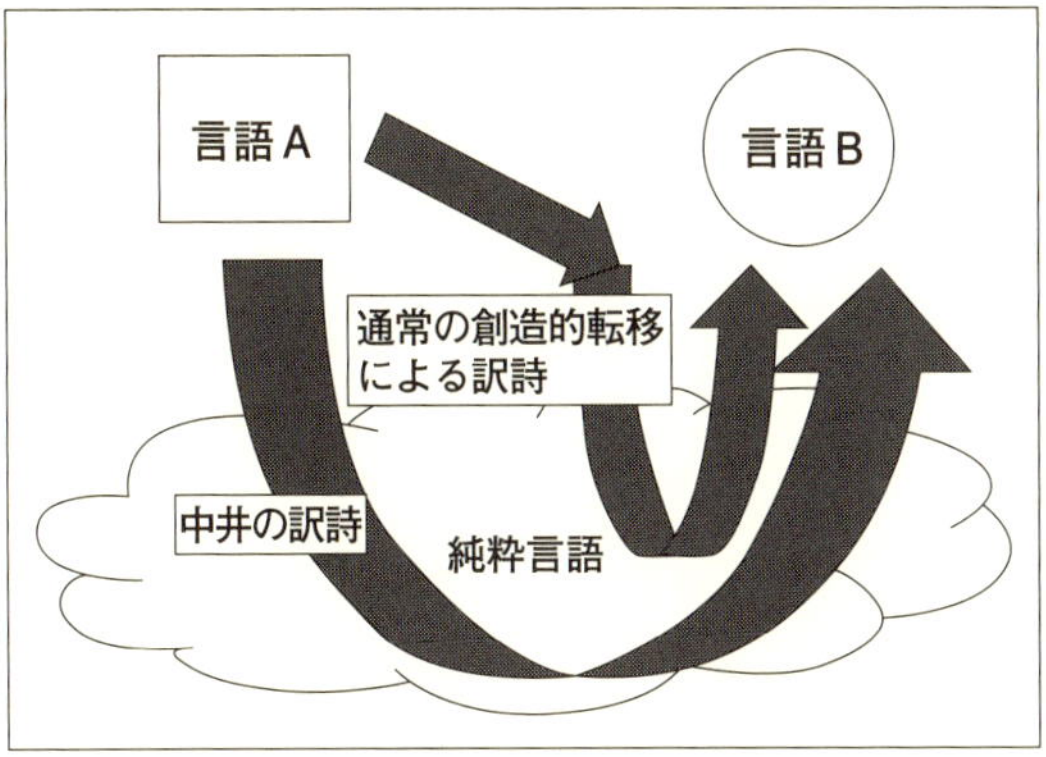

図2　通常の訳詩と中井の訳詩の違い

であり、このプロセスは純粋言語なるものが単なる概念ではなく実体として存在する可能性すら暗示している（図2）。

2．訳詩の比較

では中井の訳詩を見てみよう。まずは現代ギリシャの詩人カヴァフィスの代表的詩の冒頭の一節。A、Bのどちらが中井訳か、想像しながらお読みいただきたい。

A　**野蛮人を待つ**

「市場に集まり　何を待つのか？」

　「今日　野蛮人が来る」

「元老院はなぜ何もしないのか？

なぜ　元老たちは法律も作らずに座っているの

か？」

「今日　野蛮人が来るからだ。

今　法案を通過させて何になる？

来た野蛮人が法を作るさ」

B　**蛮族を待ちながら**

──広場に集まって我々は何を待っているのか？

今日、蛮族がやってくるはずなのだ。

──なぜ元老院の中は静まりかえっているのか？

なぜ議員たちは立法を行わず坐ったままなのか？

なぜなら今日蛮族がやってくるから。

議員たちがこれ以上法を作って何になる？

やってくる蛮族が法を作るだろう。

つぎはフランスの詩人ヴァレリーの詩「若きパルク」の冒頭の一節。三人の訳を示す。

こちらも中井訳はどれか当ててみてほしい。

C

泣くは誰《たれ》、彼處《かしこ》に、一陣の風にはあらで、この黎明《あさまだき》
ただひとり、窮極の金剛石と共に在る時……
さはれ泣くは誰《たれ》か、かくもわが身の間近くに、
われの泣かむとする時に。

わが顔に將《まさ》に觸れむと夢みるか、何かは知らぬ
深刻なる心の意圖に　茫然と従ふこの手は、
わが弱さより　一滴の涙の流れ出づるを待ち、

D

そこで泣くのは誰、ただ風でないなら、この時刻に
ひとりで暁空のはてのダイヤと共に……でも一体誰が泣くの、

こんなにも私の身近で泣き出しそうなこのひとときに。

この手は、夢見心地でわが顔をまさぐりながら、
放心のうちにも或る深いねがいのままに、
私の弱さからあふれくる涕《なみだ》をまち受けている。

E

過ぎ行く一筋の風ならで誰が泣くのか、
いやはての金剛石《ほしぼし》と共に独りある、この一刻《ひととき》に？……
だが誰が泣くのか、その泣く時にかくもわが身に近く？

この手——、手は待つ、わが顔に触れやうと夢みつつ、
深いはからひにわれ知らず従って、
わが弱さから溶け出でて一滴《ひとしづく》の涙が零れ落ちるのを、[*4]

3．多声性と他声性

君野隆久は中井のヴァレリー新訳について次のように書いている[12]。

「詩の意味」を理解するには従来の訳で十分かもしれない。一方このヴァレリー新訳本は、訳詩・注解あいまって「詩というできごと」、言いかえるなら、「この一篇の詩の中で、何が起きているか」ということに焦点をあてている。

中井の訳詩から受ける私の印象の第一は、その多声性（ポリフォニー）である。この言葉は、ロシアの文芸批評家ミハイル・バフチン（一八九五—一九七五）のキー概念の一つである。トルストイに代表されるような、小説の主人公が作者のモノローグの代弁者であるような形式を批判し、ドストエフスキーの小説のように、小説の登場人物たちが作者と同じ地平に立ってそれぞれが独自の思考を持ち、相互に対話を重ね、さまざまな意識が折り合わない

＊4（解答）カヴァフィスはAが中井訳[15]、Bが池澤夏樹訳[9]。ヴァレリーはCが鈴木信太郎訳[26]、Dが平井啓之訳[7]、Eが中井訳[17]。

まま動的に対立し合う声たちの戦場のようなカーニバル形式をバフチンは賞揚した(1)。中井の訳詩にもこのような多声性が際立っている。しかしそれだけではない。中井の訳詩にははじめての世界に足を踏み入れたような感覚がある。作者の声が消え、訳者の声もなく、どこからともなく不思議な声が届いてくる。時空を超えて、多層的な時間に誘い出される(手塚治虫の『火の鳥』を連想した友人もいる)。気がつくと、不思議な他性を帯びた無人称の声が響いている。これはバフチンが喧伝したカーニバル形式としての多声性を超えている。多くの声が響いてはいるのだがそれと同時にそれらの声とは異質な響きまで感じ取れる。それは純粋言語の響き、言語を超えた言語の声、純然たる他者の声(他声性)とでも呼びたくなるものである。

　中井のヴァレリー新訳はヴァレリーの詩の中で起こっている「できごと」に焦点を当てていると君野が指摘していることとの意味は深長である。バフチン的多声性を開示しつつさらにそれを超えて多声性そのものが「できごと」として生起する源流にまで中井の訳詩は読者を誘うのである。

詩の翻訳者としての精神科医

さて冒頭に掲示した中井の文章に戻ろう。

中井は、「私の器量では」と断りながらも、精神科医と詩作とは両立しえず、精神科医は翻訳者という「分際」に甘んじなければならないと言っているように受け取れる。ここは重要なポイントである。先に考察したように、中井の詩の翻訳は、翻訳者としての「分際」を現実原則として遵守しながらも、詩の実作に匹敵するような言語醸成過程を職人仕事のスタイルで実践し、「日本語の詩として読める訳詩」を生みだしている。この構図をそのまま、統合失調症の治療を志す精神科医のあるべきスタイル、というテーマに翻案してみることにする。精神科医＝翻訳者という見立てを際立たせるために、精神科医＝詩の鑑賞者という見立てと、精神科医＝詩の実作者という見立てを想定し、三者を対比的に素描してみよう（表2）。

左欄の「詩の鑑賞者的立場」とは、外国語による詩（以下外国詩と略す）の意味を解釈し、注釈をつけていく立場を想定している。日本語に翻訳するとしても、それは注釈としての翻

表2　統合失調症患者に対する精神科医の3つの立場

	詩の鑑賞者的立場	詩の翻訳者的立場	詩の実作者的立場
態度1	注釈をつける	多元的世界を往還する	患者の世界に感応する
態度2	記述現象学的態度	戦略的エポケー（内海）	強度に従う（花村）
態度3	鑑賞者的態度	関与的観察	芸術家的態度
出来事性	出来事性には関与しない	出来事性を浮き彫りにする	出来事性の只中に没入する
役割	観察者的	演出的、俳優的、触媒的、黒子的	強い関与 逆同一化 （ベネディッティ）
比喩	銅のように 地味な確実性	銀のような 抑制的美の追求	金のように 輝ける疾走
言葉	書き言葉	話し言葉	パフォーマンス優位
語り	モノローグ的	ポリフォニー的（さらには他声的）	「語り」の不成立 咆哮

訳（横軸の翻訳）であり、日本語の詩として読めることは求めない。このようなスタティックで客観的なスタイルは、精神医学では記述現象学的な立場に相当するだろう。統合失調症のような精神病水準の現象を捉えるのに、患者の不可思議な陳述をできるかぎりそのまま記述し、その体験世界を理性的な言葉を用いて再構成してゆく記述現象学の方法論は、華やかなものではないにしても地道な確実性を精神医学にもたらしている。しかし、そこから生まれる言葉は、モノローグ的な書き言葉であり、患者の言葉とはかみあわない異質なものであり続け、出来事としての統合失調症との出会いは果たせないままとなる。

右欄の「詩の実作者的立場」とは、外国詩に触発されてみずから詩を実作する立場を想定している。それは翻訳の域を超えたある種の感応、あるいは原作を換骨奪胎することによる新たな創作である。このようなインスピレーションに従い、詩の出来事性そのものを自らも体現しようとする芸術家的なスタンスは、精神医学では患者との強烈な相互作用の中に自らを投じるインテンシヴな精神療法的関わりを重視する立場に相当するだろう。例として、ベネディッティの言う「逆同一化」[2,5]、花村の言う「強度に従う精神療法」[5]が挙げられる。精神科医の方から統合失調症的事態に限りなく同一化していけば、精神科医の用いる言葉も通常の意味関連からは逸脱し、言語新作や滅裂言語に近づこうとするが、精神科医として機能するにはぎりぎりのところで、テクストに収斂されない一回性のアクションとしての語りや身振りしぐさとして、時には長い沈黙、時には咆哮にまで発展しうる唸り声などとともに、総じて〈詩〉が成立していることが重要であると思われる。この領域はある種の芸術療法の根幹にかかわる部分でもあろう。

さて中央の「詩の翻訳者的立場」は、左欄「詩の鑑賞者的立場」と右欄「詩の実作者的立場」の中間に位置しているが、両者の総和でも平均でもない、第三の極としての立場であり、先に記したような中井の詩の翻訳のスタイルを統合失調症の治療を志す精神科医に求められる態度に置き換えたものである。既出の概念では、サリヴァンの言う「関与しながらの観察[24]」、内海の提唱する「戦略的エポケー[28]」などがこれにあたるだろう。統合失調症的世界にできる限り接近してその世界を一身に受け止める努力を払いつつも自身の関与そのことによって統合失調症的世界そのものが変容していくことにも自覚的であり続けなければならない精神科医は、一方向的な観察者であり続けるわけにもいかず、また患者と同一化して統合失調症的世界を共に生きるわけでもない。外国詩の翻訳者のように統合失調症的世界の奥深くまで「侵入」しつつもそのことによる不用意な悪影響をできるかぎり避けて、その世界を損なわないまま別様に表現する術《すべ》を施すことによってはじめて、統合失調症的世界とそうでない世界との橋渡しができるのである。翻訳を意味するフランス語 interprète は解釈、俳優、演奏家をも意味する言葉である[24]ことから示唆されるように、精神科医は、鑑賞者でも芸術家でもなく、俳優、演奏家として複数の世界に出入りし、確かな術《すべ》を携えてそれらの世界を交通させるべき存在となる。それもまたある種の美の追求であるが、いぶし銀のような抑制的な輝きを備えた職人芸となるであろう。

本稿は第四十三回日本芸術療法学会（二〇一一年十二月、東京）にて発表した内容に加筆したものである。

（1）Bakhtin, M. M.『ドストエフスキーの詩学（望月哲男他訳）』ちくま学芸文庫、一九五五年
（2）Benedetti, G. : Der Geisteskranke als Mitmensch. Vandenhoeck & Ruprecht, Göttingen, 1973.
（3）Benjamin, W.『翻訳者の使命　ベンヤミンコレクション2（浅井健二郎編訳）』ちくま学芸文庫、一九九六年
（4）Derrida, J.「討議　翻訳について」『他者の耳　デリダ「ニーチェの耳伝」・自伝・翻訳（浜名

優美・庄田常勝訳)』産業図書、一九八八年
(5) 花村誠一「分裂病の精神病理学とオートポイエーシス」『複雑系の科学と現代思想　精神医学(河本英夫らとの共著)』青土社、一九九八年
(6) 原田武『共感覚の世界観　交流する感覚の冒険』新曜社、二〇一〇年
(7) 平井啓之他訳『世界詩人全集10　マラルメ　ヴァレリー詩集』新潮社、一九六九年
(8) 福原泰平『語りと語る主体をめぐって』現代のエスプリ、二六四頁、一九八九年
(9) 池澤夏樹『カヴァフィス全詩—訳と注釈の試み(4)』現代詩手帖、二三(三)、一九八〇年
(10) 石澤誠一『翻訳としての人間　フロイト—ラカン精神分析の視座』平凡社、一九九六年
(11) Jakobson. R.「翻訳の言語的側面について」『一般言語学(川本茂雄監修)』みすず書房、一九七三年
(12) 君野隆久『ことばで織られた都市　近代の詩と詩人たち』三元社、二〇〇八年
(13) Munday. J.『翻訳学入門(鳥飼玖美子監訳)』みすず書房、二〇〇九年
(14) 中井久夫訳『現代ギリシャ詩選』みすず書房、一九八五年
(15) 中井久夫訳『カヴァフィス全詩集』みすず書房、一九八八年
(16) 中井久夫訳『括弧 リッツォス詩集』みすず書房、一九九一年
(17) 中井久夫訳『ヴァレリー 若きパルク・魅惑』みすず書房、一九九五年
(18) 中井久夫他訳『ヴァレリー詩集　コロナ/コロニラ(松田浩則との共訳)』みすず書房、二〇一〇年

(19) 中井久夫『私の日本語雑記』岩波書店、二〇一〇年
(20) 中井久夫「巻頭言　芸術療法事始めのころ」日本芸術療法学会誌、八（一）、二〇〇七年
(21) Pym, A.『翻訳理論の探求（武田珂代子訳）』みすず書房、二〇一〇年
(22) Spivak, G. C.『翻訳の政治学』現代思想、二四（八）、一九九六年
(23) Spivak, G. C.: Translation as Culture. In St-Pierre, P. and Kar, P. C. (eds): In Translation — Reflections, Reflactions, Transformations. Amsterdam, Philadelphia, Benjamins, 2007.
(24) Steiner, G.『バベルの後に　上・下（亀山健吉訳）』法政大学出版局、一九九九／二〇〇九年
(25) Sullivan, H. S.『精神医学的面接（中井久夫他訳）』みすず書房、一九八六年
(26) 鈴木信太郎ら訳『ヴァレリー全集１　詩集』筑摩書房、一九六七年
(27) 杉林稔『精神科臨床の星影―安克昌、樽味伸、中井久夫、神田橋條治、宮澤賢治をめぐる時間』星和書店、二〇一〇年
(28) 内海健『スキゾフレニア論考―病理と回復へのまなざし』星和書店、二〇〇二年

●「詩の翻訳者としての精神科医」について

この論文は私の長年の夢でした。中井先生のお仕事についてとやかく論じること自体、弟子としては非常に畏れ多いことですが、それを踏み越えてでも、いつか論じてみたいという願望が心の底にゆらめいていました。前著でついに中井先生の統合失調症論を論じることができました。でもまだ残っていたのです。私は中井先生の訳詩も大好きで、次は訳詩について論評したいと無謀な願望を抱いてしまったのです。先生が書かれた『私の日本語雑記』が私に力を与えてくれました。いろいろな翻訳論に触れたことも私の見聞を広げてくれました。師匠を論じれば論じるほど、勉強しなければならないことが山のように出てきます。その楽しみに溺れることが弟子の特権であり、〈希望〉に他なりません。

あとがき

書名は「私を希望に調律する」でいこうと決めていました。でもなにかが違う、という感じがずっと残っていました。あれこれもの想いしながら歩いていて、ふと、「足音」ということばが私に届きました。

精神科臨床は時代とともに大きく移り変わることを痛感する十年でした。私は確実に取り残されています。大事なものが立ち去っていく、その足音に耳をすましていました。そうすると、足音にはいろんなニュアンスがあることがわかりました。足早なもの、なごり惜しそうなもの、軽快なもの。立ち去るようでいて実は周囲を歩き回っているだけのものがあったり、忍び足で近づいてくるものもある。コツコツ、トントン、スタスタ、ペタペタ。いろんな音色とリズムがあり、意外ににぎやかです。

足跡はあまり残したくありませんが、私も、心地よい足音をたてながら歩みたいと思います。

職場のみなさん、勉強会仲間のみなさんをはじめとして、今回も多くの方々にお世話になりました。また星和書店編集部の近藤達哉さんには前著にひきつづきお世話になりました。

深く感謝申し上げます。

二〇一五年一月

杉林　稔

初出一覧

第Ⅰ部　平易な言葉で調律する

「〈私〉を〈希望〉へと調律する」杉林稔、精神医療、五六：四〇―四六頁、二〇〇九年

「中年の面接――総合病院の雑踏から」杉林稔、こころの科学、一四九：二八―三三頁、二〇一〇年

「看護のための性格論――病名『以前』の手がかりを、もっと豊かに」杉林稔、精神看護、一六（三）：四五―五五頁、二〇一三年、一六（四）：四七―五六頁、二〇一三年、一六（五）：八四―九一、二〇一三年

第Ⅱ部　統合失調症に調律する

「統合失調症者の対人恐怖――誰におびえているのか」杉林稔、こころの科学、一四七：四八―五三頁、二〇〇九年

「統合失調症の過ぎ去り」杉林稔、福岡行動医学雑誌、一六（一）：四七―五四頁、二〇一〇年

「神話的時間と統合失調症」杉林稔、福岡行動医学雑誌、一八（一）：八八―九三頁、二〇一二年

「統合失調症に特異的な緊張病症状（昏迷を含む）」杉林稔、増元康紀、濱田伸哉、桑代智子、精神科

治療学、二七（一二）：一五四一―一五四六頁、二〇一二年

第Ⅲ部　難題を調律する

「〈中心〉をめぐる考察――太陽体験（宮本忠雄）と中心気質（安永浩）」杉林稔、臨床精神病理、三三（三）：一八七―一九二頁、二〇一一年

「花村誠一の「九つの区画」を平易な表現に変換する試み」杉林稔、濱田伸哉、桑代智子、臨床精神病理、三四（三）：二六五―二七四頁、二〇一三年

「詩の翻訳者としての精神科医――中井久夫の訳詩体験から学ぶこと」杉林稔、日本芸術療法学会誌、四二（二）：二一―二九頁、二〇一一年

＊本書に登場する症例はどれも現実の患者さんをモデルにしていますが、プライバシー保護のために本質を損なわない範囲で情報を改変しています。

著者略歴

杉 林　稔（すぎばやし　みのる）

1962年生まれ。愛仁会高槻病院精神神経科部長。

1988年京都府立医科大学医学部卒業、同年神戸大学医学部精神神経科教室に入局。兵庫県立光風病院、関西青少年サナトリューム、神戸大学医学部附属病院精神科勤務を経て、1996年より現職。

専攻は臨床精神医学、精神病理学、総合病院精神医学、病跡学。

著書に『精神科臨床の場所』（みすず書房、2007）、『精神科臨床の星影』（星和書店、2010）。

精神科臨床の足音

2015年4月21日　初版第1刷発行

著　者　杉 林　稔
発行者　石 澤 雄 司
発行所　株式会社 星 和 書 店
〒168-0074　東京都杉並区上高井戸1-2-5
電 話　03（3329）0031（営業部）／03（3329）0033（編集部）
FAX　03（5374）7186（営業部）／03（5374）7185（編集部）
http://www.seiwa-pb.co.jp

ISBN978-4-7911-0899-2